天気痛ドクター・医学博士
佐藤純
Sato Jun

ビジネスパーソンのための

低気圧不調に打ち勝つ12の習慣

Discover

天気痛チェックリスト

自分の状態に当てはまるものに、チェックを入れましょう。
チェックの数が多いほど、天気痛の可能性が高まります。

- ❶ よく耳鳴りがする □
- ❷ なんとなく雨が降りそうだとわかる □
- ❸ 車やバスなど、乗り物酔いをしやすいほうだ □
- ❹ 飛行機や新幹線に乗ると耳が痛くなりやすい □

- ❺ 台風到来のニュースを聞くと気が滅入る □
- ❻ 季節の変わり目に体調を崩しやすい □
- ❼ 雨が降る前は、眠くなったり、めまいがする □
- ❽ 夏はのぼせやすく、冬には冷えが気になる □
- ❾ 天気によって気分が浮き沈みしてしまう □

- ❿ 几帳面で真面目な性格なほうだ □
- ⓫ ストレスが多い生活をしている □
- ⓬ 骨折などのけがをしたことがある □
- ⓭ 首を痛めたことがある □
- ⓮ デスクワーク中心で、運動不足だ □
- ⓯ 肩がこりやすい □
- ⓰ 片頭痛持ちで悩んでいる □

1〜4にチェックが多い人 → 内耳が敏感
5〜9にチェックが多い人 → 天気の影響を受けやすい体質
10〜15にチェックが多い人 → 天気痛を引き起こす引き金がある

はじめに

はじめまして。「天気痛ドクター」こと佐藤純と申します。２００５年に愛知医科大学病院で日本初の天気痛・気象病外来を開設し、これまで延べ１万人以上の患者さんを診察してきました。

この本を手にしたビジネスパーソンの中には、「天気痛」という言葉を初めて聞いた方もいるかもしれません。

そもそも、私たちの体は天気の変化によって、さまざまな影響を受けています。例えば、寒い時期には脳出血が起こりやすく、季節の変わり目には気管支ぜんそくが起こりやすいといったことがあります。このように、天気の影響を受けて発症したり、症状が悪化したりするものを、昔から「気象病」と呼んでいます。

その中で、頭痛や関節痛など、特に痛みにまつわる症状を私は「天気痛」と名付けました。「天気痛」というのは、「病気」の種類ではなく、「病態」と考えてもらったほうがいいかもしれません。

ロート製薬とウェザーニューズが1万6千人を対象に行った調査（「天気痛調査2020」）によると、女性の43％が「天気痛を持っている」、35％が「天気痛を持っている気がする」と答えています。また、男性の場合も、割合は減りますが、それぞれ回答が20％と27％だったことから、男女を問わず多くの方が天気痛を自覚していることがわかります。


では、具体的に天気痛の原因は、何でしょうか？

それは、一言で表すとしたら「気圧」の変化です。天気の中でも、温度や湿度に関しては、体の皮膚や粘膜などからその変化を感じるため、「暑い」とか、「湿っぽい」というふうに、瞬時にわかります。

しかし、気圧というのは、なかなか感じる機会の少ないものなので、気象条件のうちの大きな要素であるにもかかわらず、私が研究を始める以前は、気圧が体に影響するのかについて基礎研究を行った人はおらず、その認識はとても曖昧なものでした。

しかし、25年ほど前、あるテレビ番組で「天気と痛みの関係」を調べる実験に協力したことをきっかけに、科学的に気圧と痛みのメカニズムを解明するための本格的な研究に乗り出しました。

そして長年の基礎実験や臨床研究により、基本的に天気の崩れるときや、天気の崩れが回復するとき、つまり「気圧による変化」で症状が出やすくなるということを突き止めました。


これまで、「頭が痛くなる」「憂うつになる」「耳鳴りがする」「めまいがする」など、さまざまな痛みの症状や不調で悩みながらも、病院で検査をしても原因がわからず、職場でも「気のせいだろう」「サボりじゃないか」と周囲の理解を得られなかった方もたくさんいると思います。しかし、その痛みや不調は、もしかしたら「天気痛」なのかもしれません。

人間は、誰でも気圧の影響を体で感じ取っています。健康と思われる人の場合でも、気圧を下げた部屋や、気圧を少し高くした部屋に入ると、心拍数や気分が変化するということが、私の実験結果からわかっています。

そしてこの感覚は人間だけに限ったことではありません。むしろ、気圧の変化を感じる力は、もともと動物に備わっている能力で、生物が生存するために重要なひとつの感覚であると思っています。

例えば、鳥類は気圧を感じる能力があることがわかっています。

鳥類は、耳の中の中耳と呼ばれる鼓膜のすぐ後ろ側にある空間に、気圧を感じる器官があります。そのため鳥は、自分が飛び上がるときの気圧の変化で、どれくらいの高度を飛んでいるかということを知ることができます。渡り鳥は、24時間ずっと海の上を飛んだり、高い山を越えたりするわけですから、自分がどれくらいの高度にいるかを知ることは、とても重要です。

また、カモやツバメ、ハクチョウといった渡り鳥が、南や北へ飛び出すタイミングを決めるときも、気圧が重要になってきます。もちろん温度や湿度も関係あるでしょうが、気圧を感じて、嵐や台風を事前に察知すれば、飛び立つのをやめているはずです。

鳥類だけでなく、他の爬虫類や両生類、昆虫も、気圧を感じて行動しているだろうと思われる点がいくつもあります。

例えばアリは気圧の変化を察知し、雨が降る前に、巣穴を埋めて水が入っていかないように事前に準備をするという話があります。天気が崩れてくるとゲコゲコ鳴き始めるアマガエルは、皮膚に湿気を感じるセンサーがあり鳴いているという説もありますが、気圧を感じて鳴くのではないかという専門家もいます。

犬や猫などのペットを飼っている方は、天気が崩れたり台風が近づいてきたりすると、ペットが体調を崩すというのはご存じでしょうし、人間だけが気圧の変化を感じないというのは考えにくいことなのです。

こういったことを考え合わせると、人間の遺伝子の中にも気圧の変化を感じる力が保存されて残っているだろうと考えるのが自然です。ただ、文明の発達とともに、人間はさまざまな能力が退化しています。そのうちのひとつが気圧の変化を感じる力であると私は考えています。

狩猟時代や農耕時代は、台風や吹雪などの天気の変化が、生死に直結していました。しかし現代は、食料の心配もなく、エアコンの効いた快適な部屋で過ごすことができます。特に、都会で働いているビジネスパーソンは、自然と触れ合う機会も減っているため、外の環境の変化に気が付く力が衰えてきていると言えるのではないでしょうか。

とはいえ、中には気圧の変化を敏感に感じ取る人が、まだまだたくさんいます。これは、昔からの能力が残っているというよりも、体が持つさまざまな調節機能がうまく働かず、気圧の変化に対して過剰な反応をして痛みやめまいを生じさせていると考えられます。

私が持っているアンケートデータや、天気痛・気象病外来に来る患者さんなどを診ている実感としては、軽度なものや、潜在的なものを含めれば、「頭痛」「めまい」「憂うつ感や不安感」など、実に国民の4人に1人は天気痛の可能性があるのではないかと感じています。

そしてこの天気痛は、適切な予防と対処法によって、ずいぶん軽減されることもわかってきました。

天気痛は、決して珍しい症状ではありません。今まで、つらい思いをしてきたビジネスパーソンも、ぜひこの本で紹介している天気痛のしくみを知り、低気圧不調に打ち勝つ12の習慣を実践してみてください。

天気痛ドクター　佐藤純

contents

Part 1

なぜ低気圧が不調を引き起こすのか？

Part 2

低気圧不調に打ち勝つ12の習慣

1 自分の痛みパターンを予測する

2 季節別 快適な過ごし方

12

痛みに負けない心の持ち方

Part

1

なぜ低気圧が不調を引き起こすのか?

天気痛とはどのような症状なのか？

雨が降ると頭が痛くなる、台風が近づくと肩こりがひどくなるなどといった天気の変化に起因する症状を「天気痛」と名付け、研究や治療にあたってきました。天気痛と一口に言っても、その症状はさまざまです。

そもそも天気痛は、「病気」ではなく、「病態《びょうたい》」です。天気の影響を受けやすい病気がもともとあって、天気によってその症状が引き起こされたり悪化をしたりするため、人によって症状は千差万別なのです。

例えば、片頭痛持ちの人であれば、頭痛やめまいの症状を引き起こしますし、肩こりになりやすい人は、肩こりの症状がひどくなります。他にも事故や加齢などが原因で関節を痛めている人で、そこに慢性の痛みを持っている場合は、関節部分が痛くなります。

天気による不調を実感しているなら、日々忙しく仕事をする中で、このような症状に覚えがあるのではないでしょうか?

まずは、天気痛によって引き起こされる代表的な症状と、痛みが生じる仕組みを簡単にご説明します。

頭痛

天気痛の症状として、もっとも多く表れるのが頭痛です。その中でも慢性の痛みを繰り返す一次性頭痛には、「緊張型頭痛」と「片頭痛」があります。

緊張型頭痛とは、緊張を抑制する機能の低下が原因で起こります。脳の血管や筋肉の緊張をコントロールできず、筋肉が過剰に収縮してしまうことで痛みが生じます。

片頭痛は、緊張型頭痛とは反対に、脳の血管が急に拡張して痛みが出ます。こめかみを中心に、ズキンズキンと脈打つように強く痛むのが特徴です。

見分けるポイントは、お風呂の湯船に入ったときの状態です。湯船に浸かって楽になる人は緊張型頭痛で、かえって頭が痛くなる人は片頭痛の場合が多いです。

めまい

めまいも、天気痛の症状として表れる頻度の高いものです。立ち上がるとクラクラしたり、歩くときにふらふらしたりするようなめまいは、起立性の低血圧や気圧の変化によって、耳の中（内耳）の平衡センサーがうまく働かずに起こることがあります。激しいめまいを起こすメニエール病も、内耳にあるリンパ液が過剰に増えることで引き起こされます。

首痛・肩こり

長時間のデスクワークをしている方など、慢性の肩こりに悩む人もいるのではないでしょうか。そのような方は、天気の影響でより痛みが出ることがあります。

成人の頭の重さは体重の約8～10％です。体重が60kgであれば約5～6kgですので、首や肩にかかる負荷はかなりのものです。最近はフォワードネックやストレートネック（スマホ首）のように、首の骨が自然なアーチを描いていないために、頸椎《けいつい》に余計に負荷がかかり、首がこったり、さらには頭痛やめまいを引き起こしたりする人も増えています。

耳のトラブル

耳鳴りがしたり、耳の奥がキーンとしたり、聞こえ方が悪くなるといった症状です。飛行機の離着時や、高層ビルのエレベーターに乗ったときに、耳が痛くなるという人も多いでしょう。このように、耳は気圧の影響を受けやすい器官なので、天気痛の症状が出やすくなります。

他にも自律神経の乱れが、耳の症状として表れる人もいます。

気管支ぜんそく

気管支ぜんそくは、咳が止まらなくなったり、呼吸困難になったりするなどの症状が出ます。花粉やハウスダウトなどのアレルギーが原因の場合や、過度の運動が原因となって引き起こされる場合もあります。

気管支ぜんそくも、天気の影響で症状が出てしまう傾向があります。例えば、夏は湿った空気を吸っていますが、秋口になって、急に乾いた冷たい空気を吸いこみ、それがぜんそくの発作の引き金となる場合も多くみられます。

古傷

小さい頃に骨折した場所や、ケガをした箇所など、「寒くなると古傷が痛む」という人がたくさんいます。中には、「古傷が痛むから、雨が降るだろう」と、天気を予測できる人もいます。

では、10年、20年前に骨折やケガをしたところが、なぜ何十年経っても痛くなるのでしょうか。

じつは、痛みの感覚は、傷がすでに治っていても、脳が「痛い」と知覚すれば起こります。例えば、大事故で片腕や片足を失った人に、「失った腕や足を触ってみてください」と言うと、触れていないのに、触れた感覚があると言います。また、腕や足がないのに、あたかも存在しているかのように、腕や足に痛みを感じることがあります。この痛みを、「幻肢痛《げんしつう》」と言います。

古傷が痛むというのも、これと似たような仕組みで、脳が「痛い」という感覚を覚えており、気圧が「痛い」という感覚を再現するスイッチのひとつになっているのではないかと考えられます。

心の不調

うつ病、神経症、パニック障害など、心に関する病気や症状も、気圧が関係しています。

雨になると気持ちが沈んだりする人も多いですし、いわゆる「5月病」は、新年度で新しい環境に慣れないというのもありますが、春から梅雨にかけては気圧変動が大きく、それがストレスになってしまうので、心の不調になりやすい時期でもあります。

心の不調は、集中力の低下、不眠、食欲不振、頭痛などの症状を引き起こします。

この他にも、更年期障害や関節リウマチ、認知症の症状も、天気の影響を受けやすいと考えられています。

このように、天気痛にはさまざまな症状がありますが、症状の度合いも、人によってさまざまです。痛みが強く出る人もいれば、それほど出ない人もいます。

痛みには個人差があり、同じ痛みでも「痛い」と感じる人と「痛くない」と感じる人がいます。例えば、インフルエンザの予防注射など、同じ注射を打っているのに、その反応はさまざまです。

私が診療をするときには、痛みをどれくらい感じるのか、それによって日常生活にどれくらいの支障をきたしているか、さまざまな尺度を使って患者さんに聞くようにしています。

例えば、痛みの強さを測るものに「疼痛尺度《とうつうしゃくど》」、買い物や掃除、趣味の活動などの日常生活にどれくらい支障があるかを測るものに「疼痛生活障害評価尺度《とうつうせいかつしょうがいひょうかしゃくど》」、痛みによる気持ちの変化を測るものに「精神症状評価尺度《せいしんしょうじょうひょうかしゃくど》」といったものがあります。

他にも、いくつかの尺度を使い、総合的に患者さんの「痛み」について調べています。

これらを分析してみると、単に痛みの強弱で症状のつらさを語れるものではないことがわかっています。痛みやめまいの症状があっても、あまり気にしていない人がいる一方で、痛みが弱くても、いつ強い痛みがくるか不安で、積極的な活動ができなくなるという人もいます。

不調を引き起こすのは気圧の「低さ」より「変化」

誤解されることも多いのですが、天気痛は「低気圧だから」不調になるのではなく、「気圧の変化」によって症状が出やすくなります。

そもそも低気圧というのは「まわりの空気よりも気圧が低いところ」、高気圧は「まわりよりも気圧が高いところ」を指します。ですから、具体的に何ヘクトパスカル以下が低気圧というような定義があるわけではありません。

どうして、気圧の変化によって不調が引き起こされるのか、「低気圧」と「痛み」の関係のメカニズムを明らかにすべく、ラットと人それぞれを対象に実験を行いました。

まず神経に傷をつけ足を慢性痛の状態にしたラットを、低圧低温環境シミュレーターと呼ばれる装置に入れ、気圧の変化をつくり出し、どのような反応があるかを観察しました。気圧を下げる前と後に、刺激用のフィラメントで痛みのある足を刺激してラットの反応を見比べてみると、気圧が下がった直後のほうが、反応が大きくなりました。しかし、そのまま低気圧の状態で30分いると、ラットの反応は、気圧を下げる前と変わらなくなりました。

被験者による実験は、慢性痛の患者さんから了承を得て多くの人に行っておりますが、そのうちのひとつが次のページのグラフの実験です。

この患者さんは仕事中の事故で左手の人差し指に大ケガをして、治療が終わってからも左手の痛みと発汗、腕の深部の痛みが出るようになり、雨や台風のときには痛みの悪化とともにめまいが伴うようになりました。この患者さんに人工的に気圧を変えられる部屋に入ってもらい、気圧を下げて症状の変化を観察しました。図のU字点線が気圧の変化、棒グラフが痛み指数です。気圧を下げると次第に痛みが悪化し、気圧が下がりきると痛みは少し治まっています。しかし、その後気圧をもとに戻し始めると、再び痛みが悪化していることがわかります。

低気圧による天気痛の再現

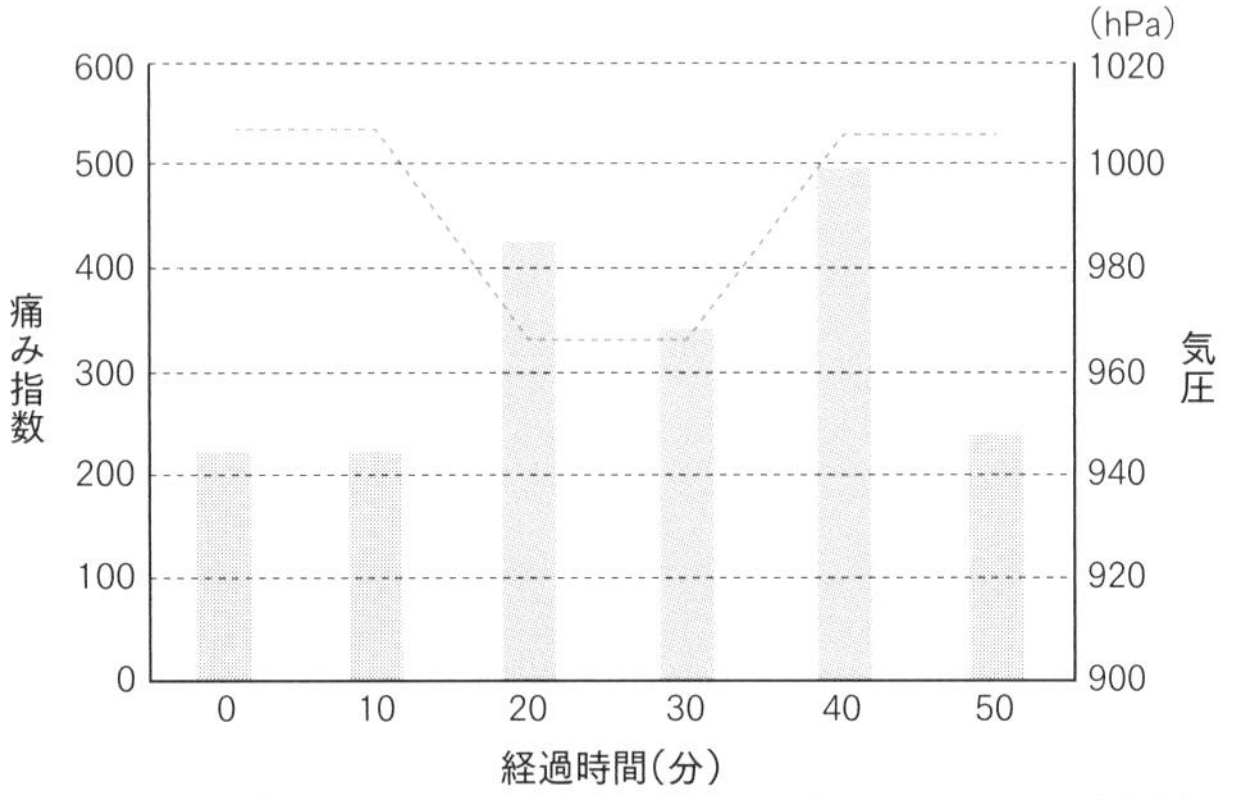

出典:天気変化と痛み　Anesthesia Network 15(1): 32-34, 2011(改変)

つまり、**気圧が低いという状態よりも、気圧の変化そのもののほうが、痛みに影響を与える**ということです。

私の外来に来る患者さんは、これから天気が崩れ始めるという2~3日前から痛みやめまいなどの不調が出る人、天気が崩れているときに調子が悪くなる人、天気が回復するときに痛みが出る人など、症状が出る時期はさまざまです。

しかし、いずれにせよ気圧の変化によって、体調が左右されていることには変わりません。

次に、ラットはどこで気圧を感じ

取っているのかを調べることにしました。気圧の変化で痛みに影響があるわけですから、体のいずれかの器官に、気圧を感じ取るセンサーのようなものがあるはずです。

そこで注目したのが「耳」です。私たちは、飛行機に乗ったり、高層ビルのエレベーターに乗ったりすると、耳がキーンと痛くなります。そこで気圧センサーの場所は「耳」ではないかと予想をつけて、再び動物実験をした結果、**耳の奥にある内耳で気圧を感じ取っている**ことがわかりました。

耳の構造を簡単に説明すると、外側から、外耳、中耳、内耳と分けられています。外耳は鼓膜までの部分。中耳は、鼓膜や耳管、耳小骨になります。

そして、内耳は、三半規管、蝸牛、脳に情報を伝える前庭神経、蝸牛神経などがある部分になります。この内耳の中は、リンパ液で満たされています。

具体的に、センサーが内耳のどこにあるのかは研究中ですが、内耳の中に気圧センサーがあることは、これまでの研究結果からほぼ確実であり、その感じ取った感覚が脳に伝えられ、それが脳にとってのストレスとなって、片頭痛や古傷の痛み、心の不調といった、さまざまな症状を引き起こしているのです。

内耳の構造

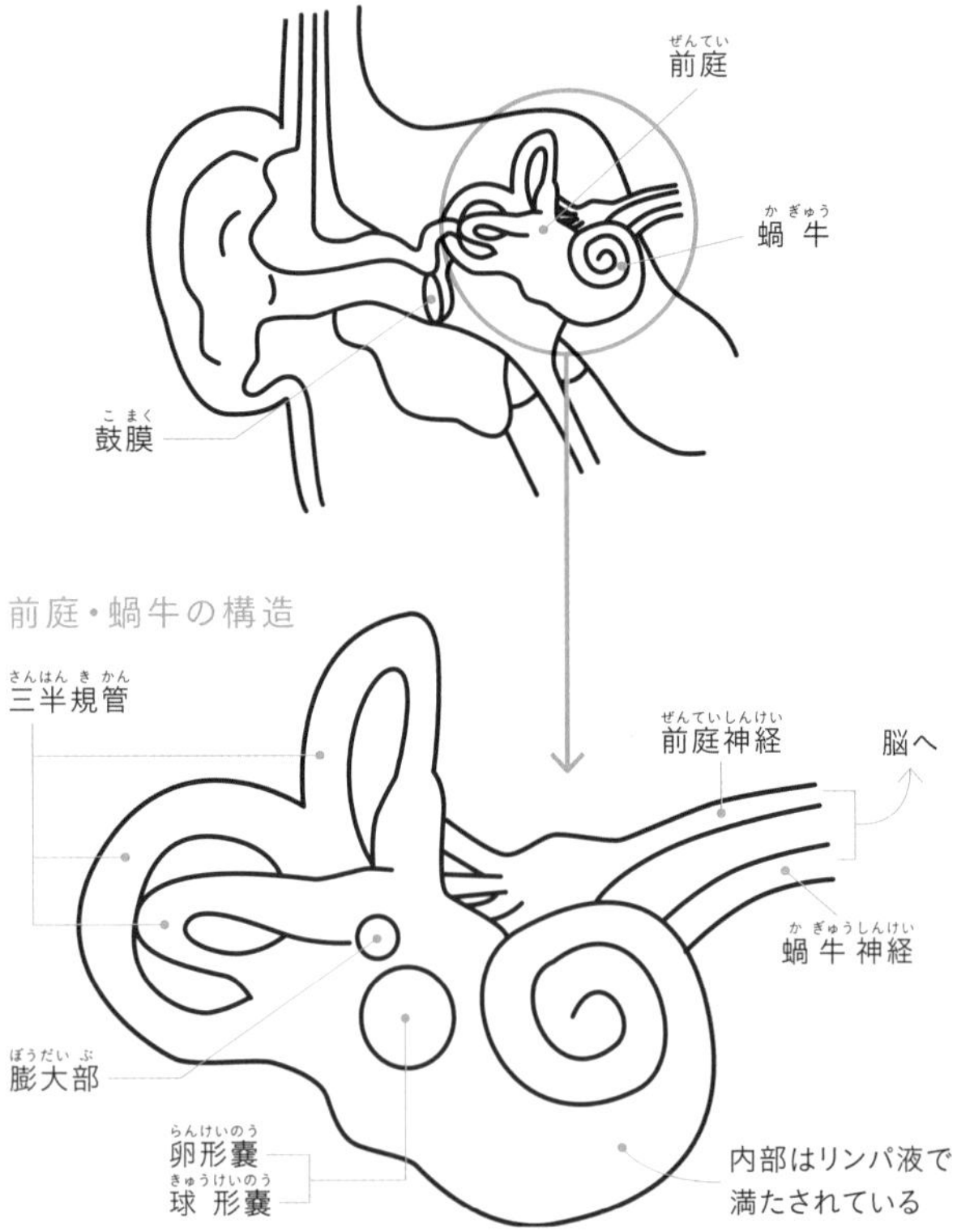

内耳の中の気圧センサーが変化（ストレス）を脳に伝えることで、
片頭痛や心の不調など、さまざまな症状を引き起こす

自律神経の乱れによって痛みが強くなる

私が天気痛を長年研究していくなかで、天気痛に影響する3つのキーワードが見つかってきました。

まず1つめは、先ほども説明した「内耳」。2つめは、「脳の過敏性」。そして3つめが、「自律神経」です。

脳の過敏性とは、内耳が刺激を受けたときに、その刺激をどのように捉えるかというものです。

私は、内耳にある気圧を感じるセンサー自体の感受性が人によって差がある可能性だけでなく、**この脳の過敏性についても個人差がある**のではないかと考えています。
実際、天気痛の症状がある人は一般の人に比べて、3倍ぐらい内耳の感覚が敏感だというデータもあります。

このように敏感な体質の人は、気圧が変化すると、脳が疲れるほどの痛みが繰り返し出てきたり、めまいがしたり、さまざまな体調不良が起こったりします。

そして気圧が変化するたびに、脳に刺激がいくようになると、だんだん脳が過敏性を帯びてきます。今までは痛くなかったものが痛いと感じるようになったり、気にならなかったものが気になるようになったりします。これを、**脳過敏症候群《のうかびんしょうこうぐん》**ともいいます。

脳の過敏性により必要以上にストレスを感じると、脳は自律神経に指令を送り、交感神経が優位になります。その結果、頭痛をはじめとするさまざまな症状を引き起こすわけです。

自律神経とは、人間の生命を維持するために必要な、内臓や血管などの働きを調節する神経です。自律神経は、交感神経と副交感神経の2つからなっています。

交感神経は、心や体の「活動を促す神経」です。ストレスを感じているときなども、交感神経が働いています。交感神経が優位のときは、心拍数も高く、血管は収縮し、筋肉も緊張しています。

一方、**副交感神経は、精神や肉体を「リラックスさせる神経」です。**副交感神経が優位のときは、心拍数はゆっくりで、血管は拡張し、筋肉も緩んでいます。

この2つの神経は、0か1かの関係ではなく、どちらも常に活動しながらバランスをとっています。例えば、日中、緊張をしているときは交感神経が優位に働いていますが、好きな音楽を聴いたりすることで、副交感神経が優位になり、リラックスします。

では、これらの自律神経が、どう気圧とかかわってくるのでしょうか。気圧が自律神経にどのような影響を与えるかを、再びラットを使った実験で調べてみました。

ラットを低圧低温環境シミュレーターに入れて低気圧の状態にさらすと、ラットの血圧と心拍数が上がり、さらに、交感神経が優位になると分泌されるノルアドレナリンというホルモンの数値も上がりました。

交感神経が優位になると、慢性痛が悪化するということは、以前より知られていま す。つまり、**低気圧が体にストレスを与えると、交感神経が働き、痛みが出る**という ことなのです。

もし仮に気圧だけが原因であれば、気圧の変化に対して内耳を鈍感にすれば、話は 済むことです。私は、天気痛の治療の過程で、患者さんには、抗めまい薬や痛み止め を処方したり、天気痛専用の耳栓などの使用をすすめたりしています。もちろん、こ れらは天気痛の症状を抑える効果はありますが、最終的には、しっかりとその人の自 律神経を整えることを目標にしています。

なぜなら、薬で頭痛が抑えられ、「最近は体調もよくなって、天気のことは気にな らなくなってきました」という人も、「ストレスがかかると、やっぱり調子が悪くな る」ということが多いからです。

自律神経を整えるには、生活リズムを正しくし、バランスのよい食生活、睡眠、ストレッチなどの適度な運動をすることが大切です。
自律神経が整えば、天気痛の改善はもちろんのこと、心身の健康にもつながります。

天気痛を引き起こす
3つのポイント

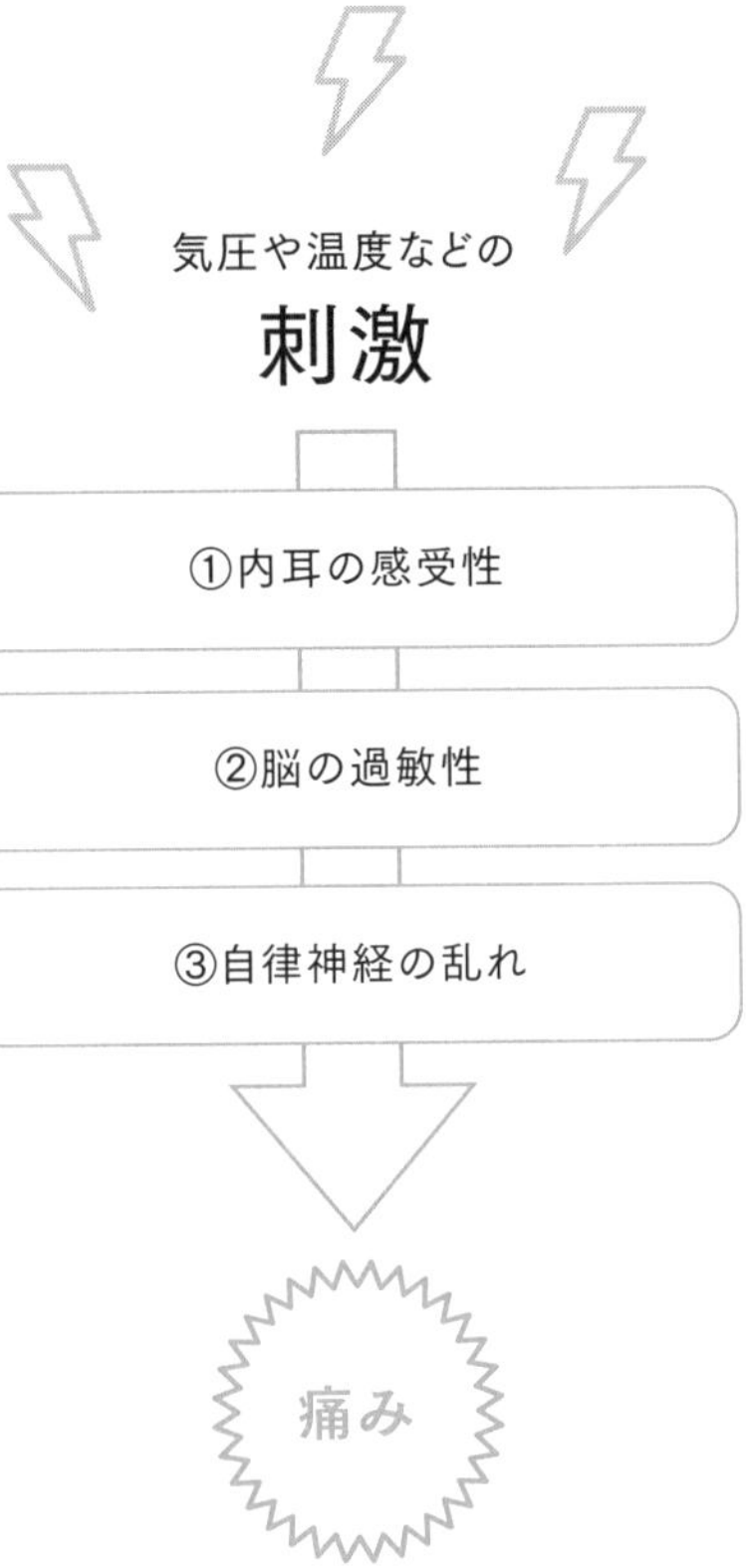

内耳の感受性を下げるだけでなく、自律神経を整えることが重要

働き方の変化によって天気痛が増えている

私は、愛知医科大学病院の痛みセンターで診療をしていますが、ある時期、2年間ほど、患者さんたちの統計をとったことがあります。

私の外来には、10代から80代まで、あらゆる年代の方が診察にいらっしゃいます。統計をとった2年間で、われわれが天気痛と診断した人たちの平均年齢は40〜41歳ぐらいでした。

そして痛みの箇所では、片頭痛や緊張型頭痛、首・肩こりの人が全体の65%ぐらいを占めていました。つまり、首や肩より上の症状を持っている人たちが大半になります。

近年、体調不良が原因で会社を休んだり、遅刻をしたりする「アブセンティズム」や、出社をしても体調が万全でないため、パフォーマンスが落ちてしまう「プレゼンティズム」が、企業の労務管理において、生産性の低下を引き起こす要因として問題視されています。

これは、**ビジネスパーソンの多くが、生産性が下がってしまうほどの体調不良に悩んでいる**ということです。実際、私の外来にも、不調で仕事を辞めた方や長期休職に入っているという方が多くなっています。

私は、ツイッターで日々、天気予報図と等圧線の気圧配置をアップして、天気痛予報を投稿していますが、仕事を辞めるほど追い詰められていない方でも、「天気が崩れるタイミングで突然パフォーマンスが落ちる」という反応がよく届きます。症状としては、頭痛、首こり、めまい、耳鳴り、ぼーっとした感じがするなど、**体は元気なのに、肩から上の症状だけが強く出るケースが多い**です。

そして、ビジネスパーソンの中でも、デスクワーク中心の人に、これらの症状がよくみられています。

なぜデスクワーク中心の人のほうがより症状が出やすいのかというと、いつの間にか体に負担をかける姿勢のまま長時間過ごし、その姿勢が自律神経を乱す原因になっているからです。

私は、初診患者さんの首のレントゲン写真を必ず撮影しています。単純に正面と横の写真を撮るだけでなく、首を前後に曲げてもらって首の可動性も一緒に撮っています。全身の骨格写真も撮りますが、患者さんは皆さん姿勢が極めて悪い方ばかりなのです。

首の後ろが自然な弯曲(アーチ)を描かずまっすぐになっているストレートネックや、頭部が体の重心線から前にずれて位置しているフォワードネックになっている方が大半を占めています。

人間の頭はボウリングの球ほどの重さがあります。そして、それを首だけで支えなくてはなりません。生物学的に女性の場合は、男性よりも首が細く、弱い筋肉でそれだけ重いものを支えることになります。そのため、女性は男性よりも、首のアライメント（骨の並び）に異常を引き起こしやすく、首のアーチを保てなくなる人が多い傾向にあります。

頭が前に倒れると、首の後ろ側の筋肉が突っ張ります。この突っ張った筋肉が首に通っている自律神経を圧迫したり、もしくは首にある椎骨《ついこつ》動脈という動脈系を圧迫したりして、首や背中の骨のねじれを引き起こしやすくします。

そして、首にある椎骨動脈は、枝分かれをして耳へ分布しますので、椎骨動脈が圧迫されれば、内耳への血行が悪くなり、内耳がむくむ原因にもなります。さらには、気圧センサーや自律神経への影響が出て、痛みを生じさせる原因になっていると考えられます。

天気痛は「自力で治すのが当たり前」という風潮

日本人の中で、片頭痛の方は8％ぐらいいると言われています。そして、そのうちの半分は天気の影響を受けていると考えられています。

一方でストレスとの関係が深いと考えられている緊張型の頭痛の方は、片頭痛よりも人数が多く、この頭痛も半分ぐらいの人が、天気が崩れるときに調子が悪くなると言われています。

ですから、かなりたくさんの人が天気の影響を受けて、頭痛の症状が出ていることは間違いありません。

症状が出ているのであれば、適切な治療を行ったほうがよいのですが、自力で様子を見ようとする風潮があるのかもしれません。私の外来に来るビジネスパーソンの方は、症状がかなりひどくなってから来るケースが多いようです。

ある統計によれば、頭痛を持っている人の3割未満しか医療機関に行かないと言われています。病院に行く時間がないのか、病院が嫌いなのか、病院に行くほどでもないと思っているのか、理由はいろいろあるでしょうが、なんとか自分で治そうとしている人が圧倒的多数なのです。

私の外来に来るときにはすでに重症化していて、鎮痛薬を毎日飲んでいてもまったく治らず、起き上がれないというような人たちまでいます。

さらに近年、そういった重度の患者さんは、男性のほうが多くなってきています。これは、女性よりも男性のほうが、我慢できる限界ギリギリまで通院する機会をつくらないという傾向があるからと考えられます。

また、せっかく受診しても、天気痛と診断されるとは限りません。

私の外来は、天気痛の疑いがあるというのが前提ですので、問診の質問項目に「天気の影響を受けますか」「寒いと悪化しますか」といった項目を入れています。しかし一般内科の場合であれば、患者さんのほうから、「先日、台風が来たときに調子が悪くなったので、天気痛ではないですか?」と聞かない限り、短い診療時間の中で、医師が天気痛と結びつけて考えることはかなり難しいと思います。

そのため、「病院に行っても原因がわからないから」と、医療機関から遠ざかってしまうのではないかと考えられます。

男性は体調の変化に気がつきにくく、重症化しやすい

天気痛は、男性よりも女性のほうに多い傾向があります。愛知医科大学病院の痛みセンターで統計をとったときは、初診患者さんの65%を女性が占めていました。

生物学的に男女には差があり、女性は首が細いと先にお伝えしましたが、他にも女性のほうが、感覚が鋭かったり、自律神経が弱いのは間違いありません。つまり、女性のほうが天気痛や気象病になりやすい要素が多いと考えられます。

女性は、女性特有の性周期があります。それによって気分が変調しやすく、体調に波があるのは小さな頃から経験済みです。基礎体温をつけている方も少なくないですし、PMS(月経前症候群)や更年期障害など、いろいろなことで自分の体調を自ら見ながら生活しています。

しかし、男性はそういうことがあまりありません。第二次性徴期を経て、だんだんと男らしくなり、壮年時代は力がみなぎり、その後、ゆるやかに老化するというように、長いスパンで体調が変化していきます。女性のように、1カ月でぐるぐる回るよ

うな体調変化ではありません。

そのため、天気のような要因で体調が変化するということがピンとこず、まさかそんなはずはないだろうと思い、受診するのも遅くなる傾向があるのです。

特に、頑張らなくてはいけないような社会的立場にあった場合には、天気という得体の知れないもので自分が支配され、天気が崩れたら仕事ができなくなるということ自体が受け入れがたいという方もたくさんいます。

「天気痛」は、以前よりも世間的に知られるようになってきましたが、まだまだ知らない人が大半ですし、名前は知っていたとしても、その痛みはなかなかまわりからは理解されていません。

ですから、自分が天気痛になっているのは、「自分の体が弱いからなのではないか」「自分は人と違っておかしいのではないか」「気の持ちようで、痛みはどうにかなるのではないか」というように、どんどん自己反省に入っていくケースが多いです。じつは、これは完全にうつ状態のスタートだと言えます。

特に、大きな組織で仕事をしている方に天気痛やうつ症状で悩まれる方が多いようです。

パソコンに向き合っている時間が長いというのもあるでしょうが、組織が大きく、自分の思うように身動きがとれずにストレスを溜めこんでしまうという特性があるからかもしれません。

いずれにせよ、イライラしたり、落ち込んだり、頭が重く感じたり、仕事に行くのがつらいといった症状は、「天気のせいかもしれない……」と考えてみることから始めてみてください。

自律神経は甘やかさない

私が天気痛・気象痛外来を開設して15年以上が経ちますが、天気痛の患者さんは増え続けています。理由はいろいろと考えられますが、その1つが気候変動です。

近年の地球温暖化の影響で、日本でも夏は40度を超える猛暑日が稀ではなくなり、熱帯地方のようなゲリラ豪雨も発生しています。また、台風も非常に強い勢力を保ったまま日本に上陸することも増えています。

以前は、春や秋など、暑さと寒さの過渡期となる気候のよい時期がありましたが、近年では9月の終わりまで真夏日が続くことも例外ではなく、その後、急に寒くなり冬が終わったと思ったら、いきなり暑くなるような気候が続いています。

急激な気温変化は、当然、私たちの体にも大きな負担をかけています。季節の変わり目に体調を崩したり、風邪をひきやすくなったりするのはそのせいです。

また、天気痛の患者さんが増えた理由としてもう1つ考えられるのが、私たちが冷暖房完備の環境で過ごすようになり、**体に本来備わっていた体温調節の能力が落ちてきている**ということです。そして、この体温調節機能には、自律神経が深くかかわっています。

私たちは夏の暑いときは、汗をかくことで体の中の熱を発散し、体温を下げます。そして冬には、体の熱を体内にとどめる機能があります。これらは自律神経がコントロールをしています。

しかし、人間の体は、甘やかしてしまうと、快適なほうへと状態を合わせていきます。

エアコンの効いた快適な部屋で同じ環境にいるというのは、体にとって楽なことです。コロナ禍で、ますます外出する回数が減り、環境が変わらない生活をしている人が増えました。

そういった生活は、自律神経にとってはストレスが減っていることになりますが、逆にストレスが減ることによって、自律神経が少しサボり出しているとも言えます。

つまり、これは自律神経のトータルパワーが落ちて、交感神経と副交感神経の切り替える能力が弱くなってきているということです。

そのような状態の中で大きな気圧変化や温度変化が容赦なく襲ってきても、自律神経の切り替えがうまくいかず、防御機能が働かなくなってしまっているために、天気の影響を受けて体調を崩す人が増えているのです。

そこで、日頃から、適度な寒さや暑さを自分の体に与えておくことが求められます。そうしないと、特に季節の変わり目などは、体がついていくことができません。

例えば3～4月の急に温度が上がる時期に、体を暑さに慣らしておかないと、その先の5月頃まで不調が続いてしまうという悪循環がスタートしてしまいます。

気候が安定して調子がよいときこそ、自律神経を整え、甘やかさないことが大切なのです。

自律神経を整える3つの柱「運動」「睡眠」「食事」

では、自律神経はどのようにして整えていけばよいでしょうか。それには生活習慣が大きく関係しています。

私は、「運動」「睡眠」「食事」の3つが大きな柱だと考えています。

適度な運動は、体の緊張をほぐし、副交感神経を優位にし、リラックス効果を生みます。ウォーキングや軽めのジョギング、ストレッチ、ヨガといった、ゆったりできる運動がおすすめです。また、水泳、水中ウォーキングなどは、体温よりも低い水温の中で行うので、自律神経を刺激しスイッチの反応を高める効果があります。

睡眠は、自律神経を整える上で、とても大切な役割を果たしています。Ｐａｒｔ２でも詳しく紹介しますが、質のよい睡眠をとることで、昼間に働いていた交感神経を休め、明日への鋭気を養うことができます。

食事の中でも、特に朝食は、エネルギー補給という意味で大事なのはもちろんのこと、朝食を食べることで、睡眠中に下がっていた体温が上がり、１日の活動スイッチが入ります。睡眠中は副交感神経が優位になりますが、朝食が交感神経へ切り替えるスイッチとなるのです。

当たり前のことばかりだと思うかもしれませんが、仕事で忙しい日々を送っていると、なかなか取り入れることが難しいのではないでしょうか。

さらに最近では、リモートワークをしている人も増えています。通勤がない分、業務時間とプライベートのメリハリがなく、なんとなくダラダラと仕事を続け、仕事が増えて、生活が乱れてきた人も多いでしょう。

食事の時間が不規則になったり、食べる量が増えたり、早食いになったり。自律神経が乱れると太る原因にもなります。また、逆に体重を気にするあまり、糖質制限、ローカーボダイエットのような無理なダイエットをする人もいますが、こういったダイエット法は、自律神経を整えるという観点からはおすすめできません。

また、コロナ禍で通勤をすることが激減した人は、運動量も減っています。意識的に運動をしている人は別ですが、ほとんどの人が運動不足になっています。

自律神経を整えるためには、軽い運動を継続的に行うことが大切です。ですから、歩いたり、自転車に乗ったり、バスや電車でつり革を持ち、腹筋と背筋でバランスをとったりする通勤時間は、ある意味、とても貴重な運動時間になっていたのです。

リモートワーク中は、パソコンに向かってずっと座りっぱなしです。今、ノートパソコンを家に持って帰っている人が多いと思いますが、ノートパソコンは画面が小さいのでどうしても下向きで画面を見ることになり、ストレートネックやフォワードネックの原因となります。

さらに**長時間同じ姿勢でいると、体が緊張し、交感神経が優位になり、ストレスとなります。**

また、コロナ禍とは関係ありませんが、入浴をシャワーだけで済ませる人も要注意です。特にワンルームマンションで1人暮らしをしている方などは、湯船にゆっくり浸かるという習慣がないかもしれません。

しかし、ぬるめの湯船に浸ることは、自律神経を交感神経から副交感神経にスイッチさせるので、体をリラックスさせることができます。これが質の高い睡眠にも結びつくのです。

現在、この交感神経から副交感神経への切り替えがうまくいかないまま1日を終えてしまう人が、とても増えています。

特に、寝る前にスマホやパソコン、コンビニの明かりなどを浴びると、交感神経を刺激して、安眠の妨げになります。

このように、ビジネスパーソンは、自律神経を乱すような生活習慣のオンパレードなのです。そこで次のパートでは、具体的に自律神経を整える習慣を紹介していきたいと思います。

Part

2

低気圧不調に打ち勝つ12の習慣

天気痛を乗り越える3つのステップ

Part1では、天気痛の基本的な症状や、自律神経との関係などについてお伝えしました。ここからは、自律神経を整え、低気圧不調に打ち勝つための12の習慣をくわしくご紹介していきます。

天気痛は、天気の影響を受けて生じたり悪化したりする、慢性の痛みです。言い換えれば、**もともとある慢性の痛みが、天気の変化がきっかけとなって急性化してしまった状態です。**

天気痛を慢性痛と捉えて、痛みや不調とうまく付き合っていくためには、3つのステップが必要です。

1つめは、天気と痛みの関係を知ること。痛みが天気に左右されていることを知り、天気の変化を察知して、痛みの増悪を抑えます。

2つめは、痛みを抑えたり予防したりすること。痛みをコントロールできるようになると、痛みに対する認知を正常に戻すことができ、不安も軽減されていきます。季節に合わせて着るものや入浴方法を変えたり、マッサージやツボ押しで痛みを予防したりすることがこのステップにあたります。

3つめが、慢性痛のもとになっている病気を治すことです。食事や運動、姿勢など、自律神経を乱している習慣を改善し、痛みが出にくい体をつくります。また、服薬による治療もこのステップです。

私が実際に行う天気痛の治療は、基本的にこの順番で進んでいきますが、患者さんに最初に伝えるのは、「天気痛はすぐには治りません。いきなりゼロを目指さないようにしましょう」ということです。

「すぐに治してほしい」「早く楽になりたい」と焦る方も多いですが、天気痛は天気や季節の変化に合わせて、年間を通して対処する必要があるので、解決にはそれなりの時間がかかります。読者の皆さんも、すぐに治らないことに悩む必要はありません。じっくりと構えて天気痛に向き合っていただければと思います。

自分の傾向を掴んで急性化を防ぐ

さて、最初のステップは「天気と痛みの関係を知ること」です。

慢性痛は、天気の変化によって増悪するだけではありません。その他のストレス、例えばまぶしい光や強いニオイなどの外的刺激、月経、運動不足、疲れ、精神状態など、さまざまな要素によって増悪します。

したがって、「なんとなく天気の影響を受けているような気がするけれど、はっきりとはわからない」と思い、痛みや不調のケアをせずに放置してしまっている人が多いのです。

天気と体調の関係を明確に把握できると、痛みそのものが楽になることもめずらしくありません。**痛みがコントロール可能だと知ることで、痛みへの認知が変わるのです。**

実際に、私の患者さんの中には、自分の痛みが天気と連動しているとわかっただけで、すごくスッキリした表情をする人が大勢います。

自分の体調不良の原因がわからず、悶々とした日々を送ったり、不安にかられて病院を転々としたり、検査を繰り返したりしてきたけれど、それが天気の影響だとわかり、しかもコントロールできるとなれば、それこそ目の前がパッと晴れたような気持ちがするのではないでしょうか。

私は患者さんには、「痛みや体調不良の原因はさまざま、でも天気の影響はあるのだから、それだけでも取ってみましょう」と提案することにしています。天気の影響をカットすることで、思いのほか体調が良くなった。そんな経験をすることで、悪い方向に向かって回っていた歯車が、いい方向に向かって回り始めます。

すると自分のなかで、小さな成功体験が積み重なっていきます。一つひとつは小さくても、うまくいった経験を繰り返し重ねることで痛みへの認知が変わり、自分の力を発揮して痛みや不調とうまく付き合っていく、そしてゆくゆくは克服する方向へと変わっていけるのです。

1

自分の痛みパターンを予測する

「天気痛レーダーチャート」をつける

まずは治療のステップ1、自分の痛みと天気の関係を客観的に知ることが非常に重要です。

ビジネスにおける課題解決も、まずは現状を把握して課題を洗い出し、解決策を考えると思いますが、体の不調も同じです。

ただ、痛みや不調は他人にはわかりにくいだけでなく、数値化・可視化することが難しいために、解決方法が見つからずに悩む方が多いのです。

そこで、痛みを自分で可視化する一つの手段として「天気痛レーダーチャート」での記録をおすすめします。

「天気痛レーダーチャート」とは、「天気痛日記」という私が開発した痛みを記録していく方法を、ビジネスパーソン向けにバージョンアップしたものです。

「天気痛レーダーチャート」の特徴は次の4点が挙げられます。

- 自分自身で振り返りや傾向の把握がしやすいよう、視覚的に捉えやすいレーダーチャートを採用
- 朝昼夜のタイミングでの痛みの程度と気圧の値を書き入れることで、体調と気圧変化の関連性を捉えやすい
- 生活習慣の乱れや改善も視覚的に把握できる
- 改善の度合いが「記録した図形の面積が大きくなる」点から一目でわかるので、モチベーションの向上につながる

このレーダーチャートは、233ページからPDFをダウンロードできるようになっていますので、まずは1カ月間、自分の痛みを記録してみてください。

天気痛レーダーチャートの使い方

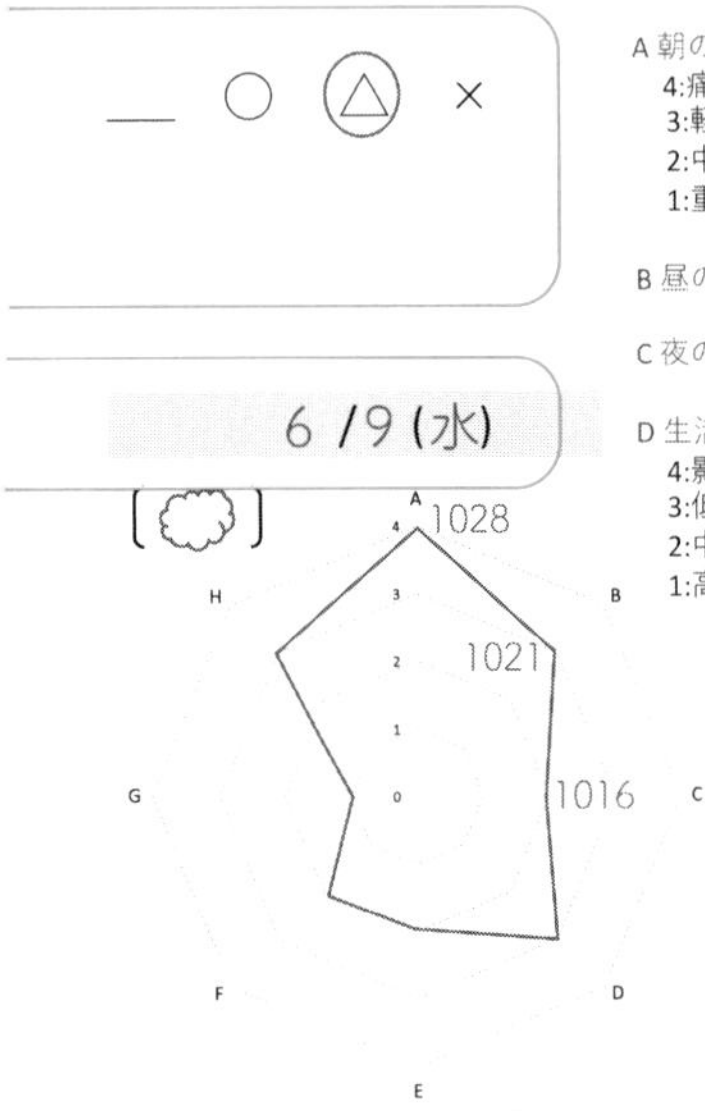

【痛みの程度と影響度】

A 朝の痛み
4:痛みなし
3:軽度
2:中度
1:重度

B 昼の痛み

C 夜の痛み

D 生活への影響度
4:影響なし
3:低い
2:中
1:高い

【生活習慣】

E 睡眠時間目標とのズレ
4:±30分以内
3:±1時間以内
2:±2時間以内
1:±2時間以上

F 痛み止めを飲んだ回数
4:飲んでいない
3:1回
2:2回
1:3回

G 体を動かせたか
4:高度
3:中度
2:低度
1:なし

H 食事がとれたか
4:非常に満足にとれた
3:満足にとれた
2:あまりとれなかった
1:ほぼとれなかった

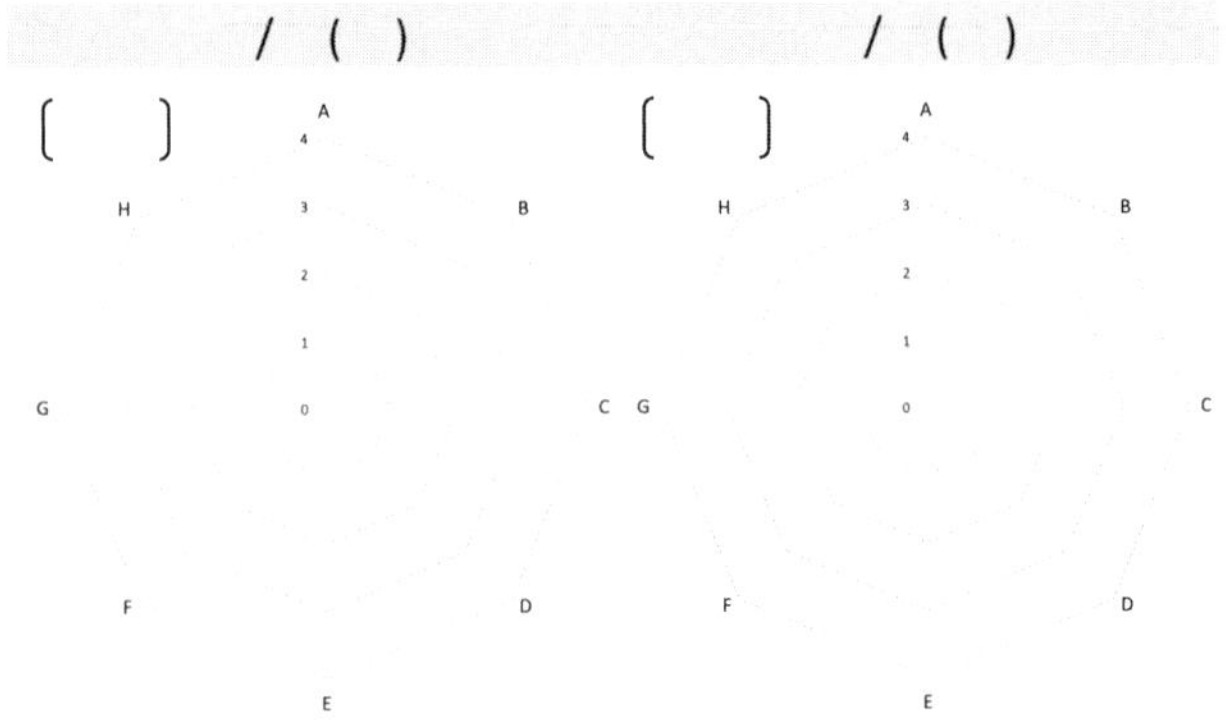

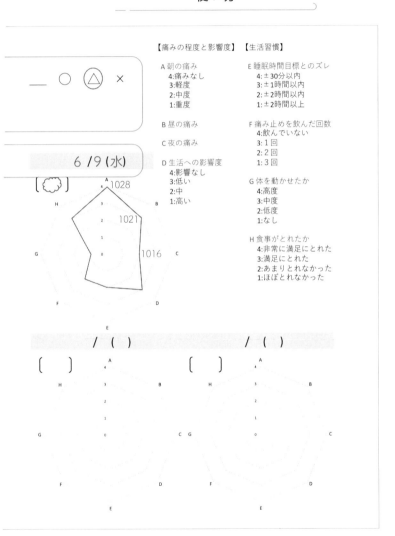

1

月ごとの目標を設定する

レーダーチャートの項目に準じたものや、「痛みがなかったらしたいこと」を目標にしましょう。1週間ごとに○△×の3段階で振り返りをします。

今月の目標と週評価 週にジムに1回以上いく

睡眠時間の目標 22 : 30 ～ 6 : 00

6 /7 (月) 6 /8 (火)

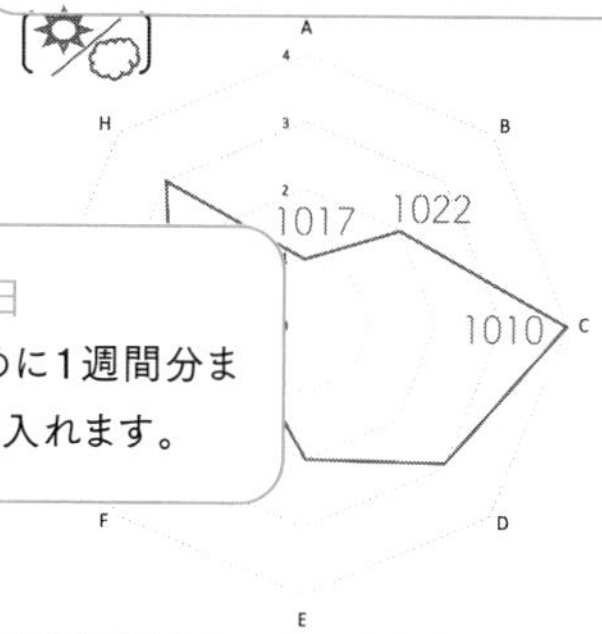

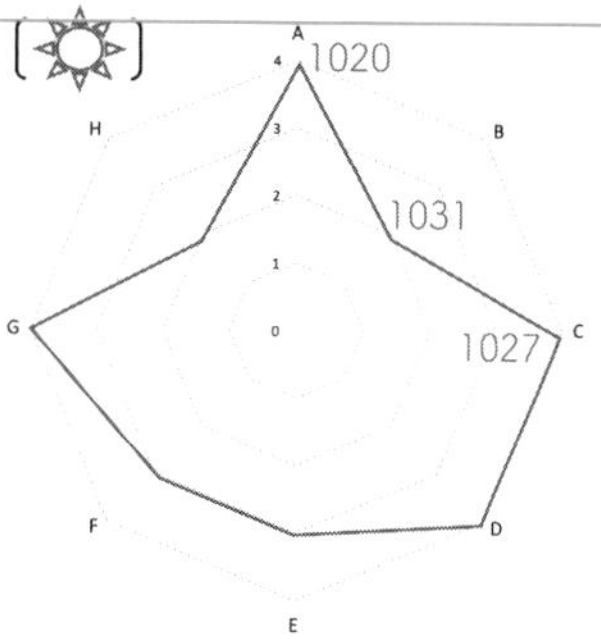

2

日付と曜日

週のはじめに1週間分まとめて書き入れます。

/ ( ) / ( )

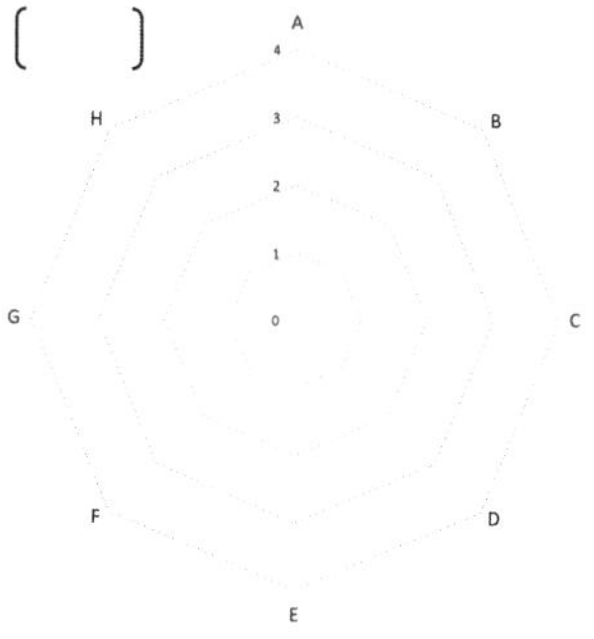

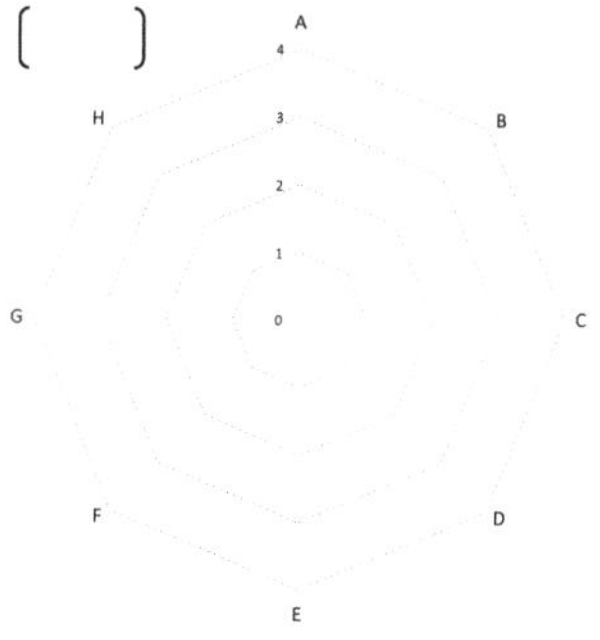

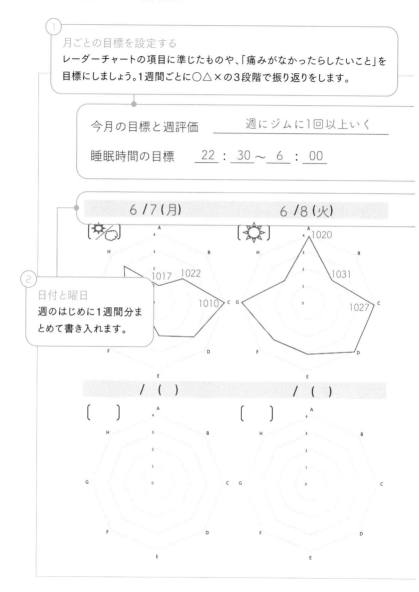

レーダーチャートの記入例

その日の天気を書き入れます。晴れのち雨なら「☀→☂」のように書いてください。

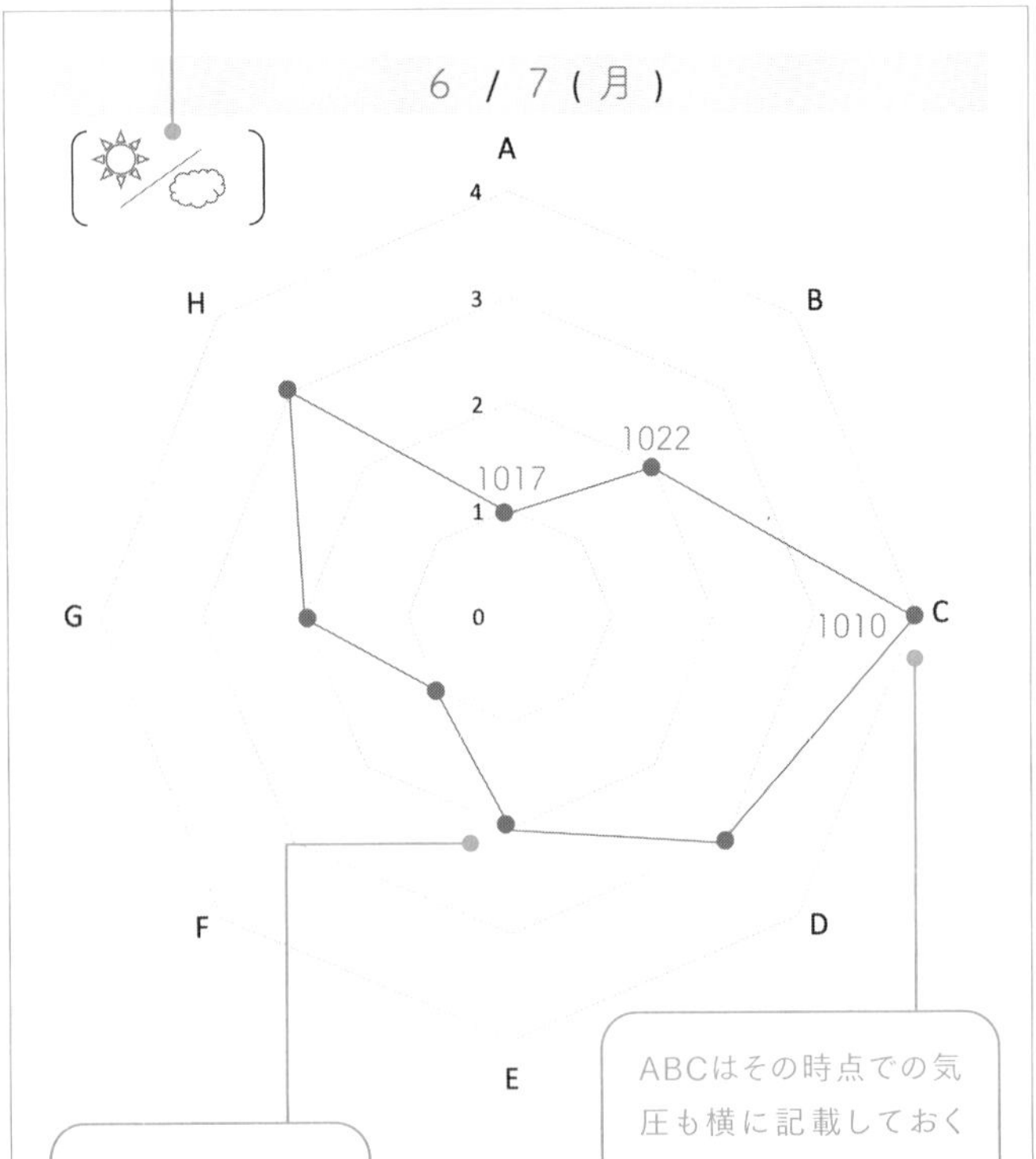

チェックポイントの点数に印をつけて結びます。

ABCはその時点での気圧も横に記載しておくと、気圧変化と痛みの関係がわかりやすくなります。

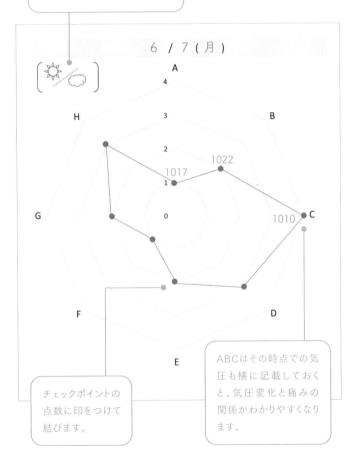

1カ月間続けてみて、ある程度記録が溜まったら、振り返りを行いましょう。注目すべきポイントは2つあります。

まずは「痛みの傾向と気圧変化に相関があるか」をチェックします。

自分の不調のタイミングは朝昼夜のうちいつが一番多いのか、痛みが出るのは気圧が下がるときなのか上がるときなのか、あるいは気圧変動の数日前や後なのか。自分の痛みのタイミングを把握できることが、日記から得られる最大のメリットです。ただ漠然といつも調子が悪い、痛いと思っていたけれど、じつはあまり痛くないときがあることに気づいたりもします。それだけでもずいぶんと気持ちは楽になるものです。

ポイントの2つめは、「グラフの大きさと形」です。

例えば63ページの使用例の2日目・6／8（火）は、八角形のグラフが外側に大きくなっています。このようにグラフが大きく、また正八角形に近づくほど、改善傾向にあると言えます。痛みと生活のバランスを確認できることも、このレーダーチャートのメリットです。まずは小さな正八角形を目指して、それをだんだんと大きくしていきましょう。

スマホアプリ「ウェザーニュース 天気痛予報」の活用

痛みや不調の予測をするために、ウェザーニューズ社が提供しているスマホアプリ「ウェザーニュース」の「天気痛予報」を活用することもおすすめです。

この「天気痛予報」は、ウェザーニューズ社と私が共同開発したサービスで、どの地域でどのくらいの天気痛（気象変化による症状）が発生する可能性が高いかを「安心」「やや注意」「注意」「警戒」の4ランクで示してくれます。

この予報はウェザーニュースのアプリのユーザーから寄せられた症状報告と、気圧などの気象データを詳細に分析し、独自に指数化したもので、低気圧や台風の接近といった明らかな気圧変化に加え、天気図には表れない微小な気圧の変化も考慮し、6日先までの症状発症リスクを算出しています。

3時間ごとの予報では天気や気圧の変化を詳しく見ることができ、過去1週間分のデータも見ることができるので、体調の振り返りにも役立ちます。
翌日に自分の登録地域に「注意」や「警戒」の予報が出ている場合にはプッシュ通知で教えてくれる、アラーム機能もあります。

また、「天気や症状を紙に書くのは忘れてしまいそう……」という方におすすめなのが、「わたしの天気痛メモ」という機能です。痛みの程度や服薬を記録でき、自由に書き入れることのできるメモスペースもあります。
天気痛メモに記録すると、天気や気圧、気圧差（6時間前との比較）、気温、気温差（24時間前との比較）といった情報も自動的に記録されていくので、症状と天気変化との関連性を細かく確認することができます。無料版では、過去30日分のメモを見ることができます。

ぜひアプリをダウンロードして、チェックしてください。

アプリ「ウェザーニュース」を使ってみよう

天気痛予報

3時間ごとの天気痛予報では天気や気圧の変化を詳しく見ることができます。過去1週間分のデータもチェックできるので、体調の振り返りにも役立ちます。

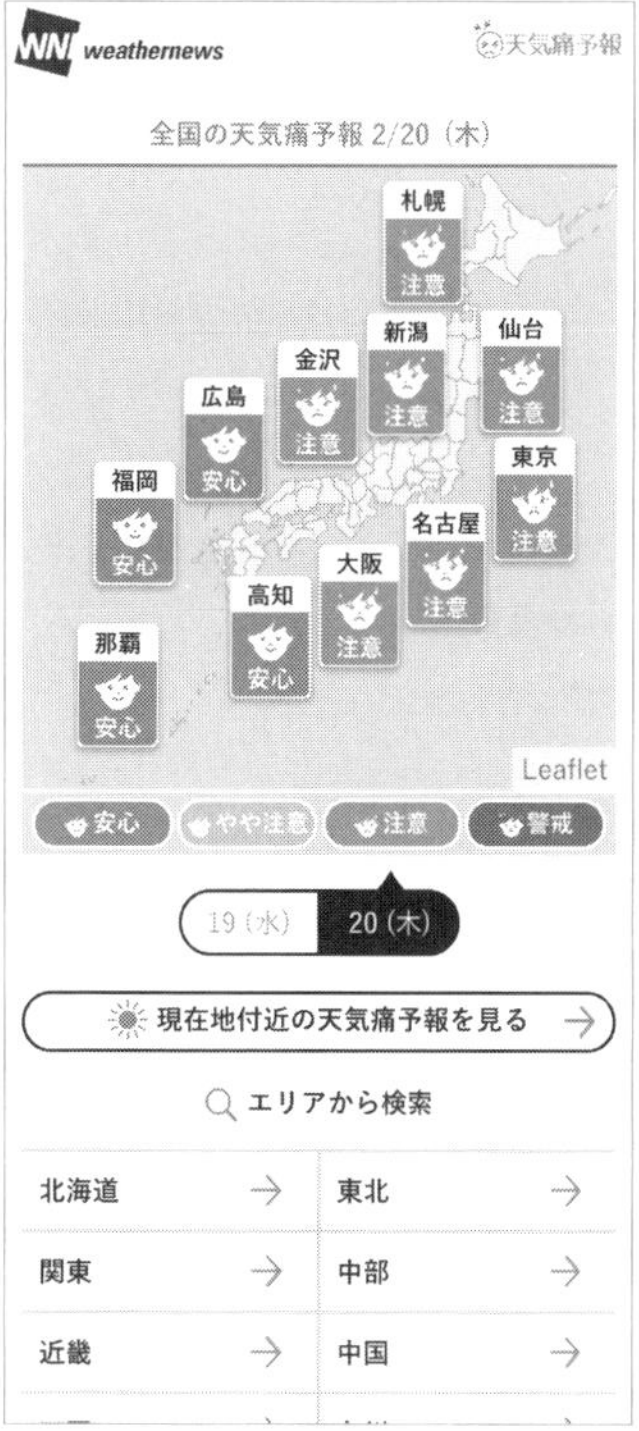

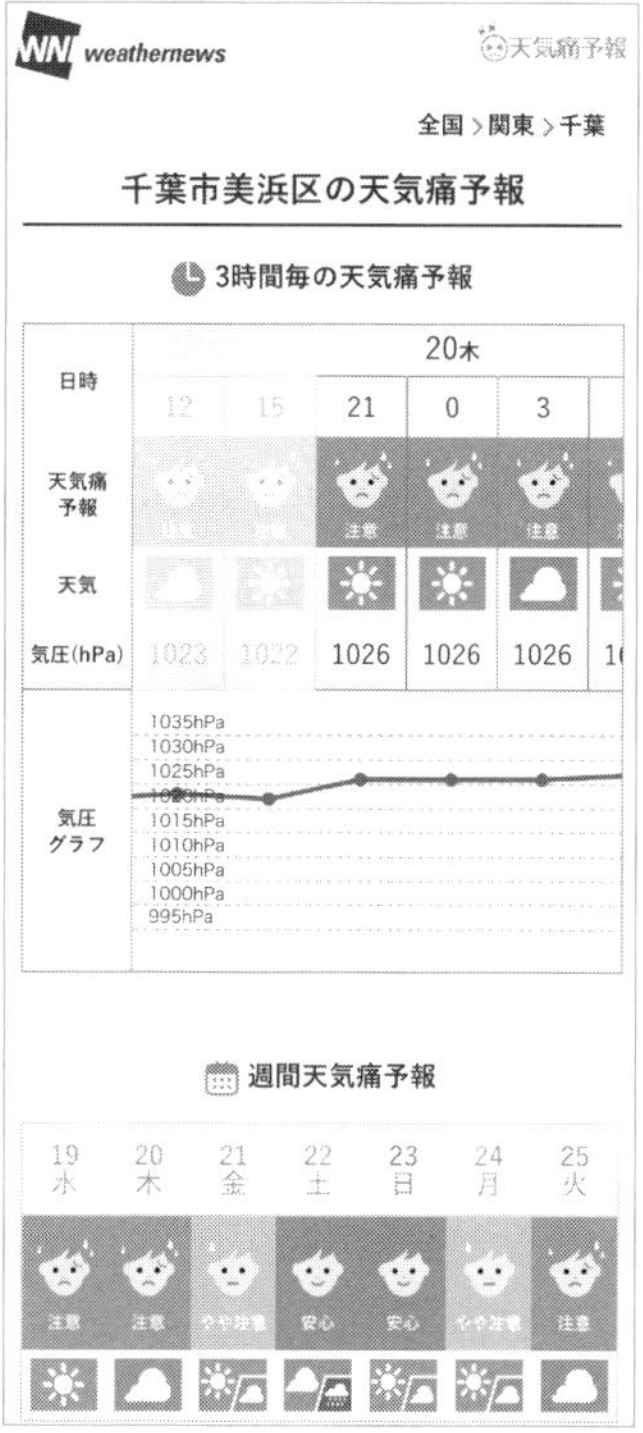

わたしの天気痛メモ

自分の症状を記録して傾向をチェックできます。記録したときの気象データも自動的に記録されるので便利！

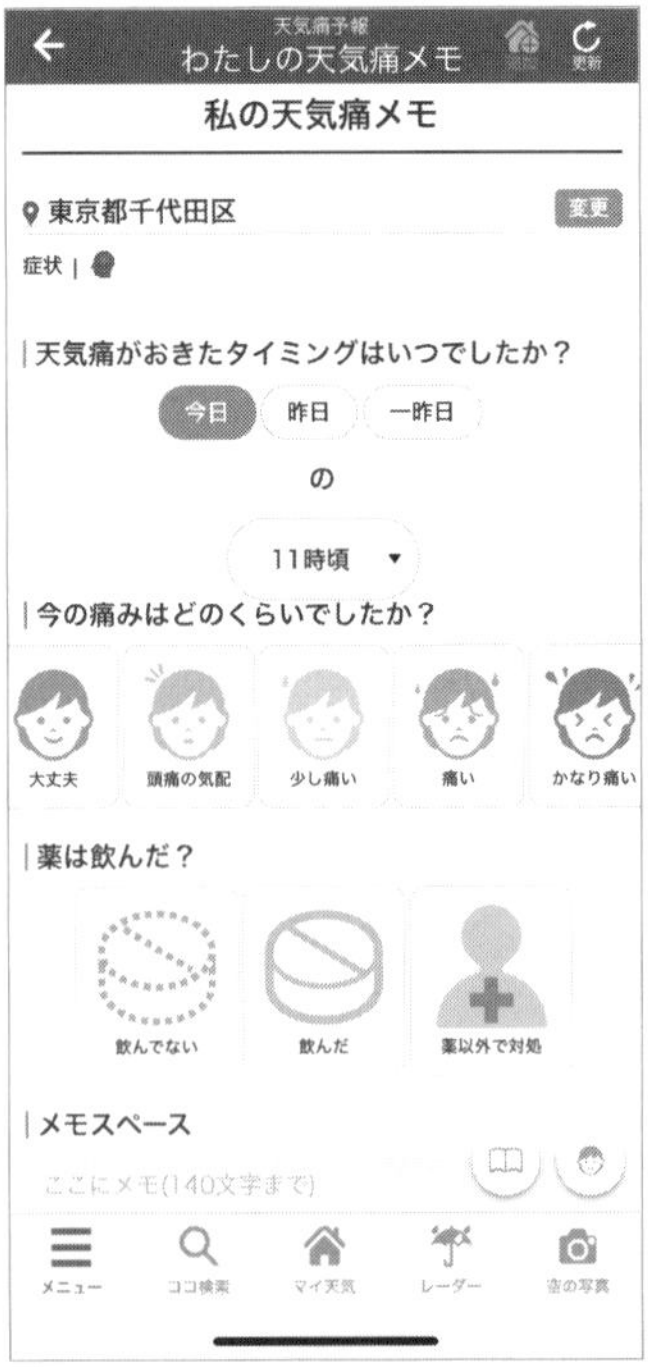

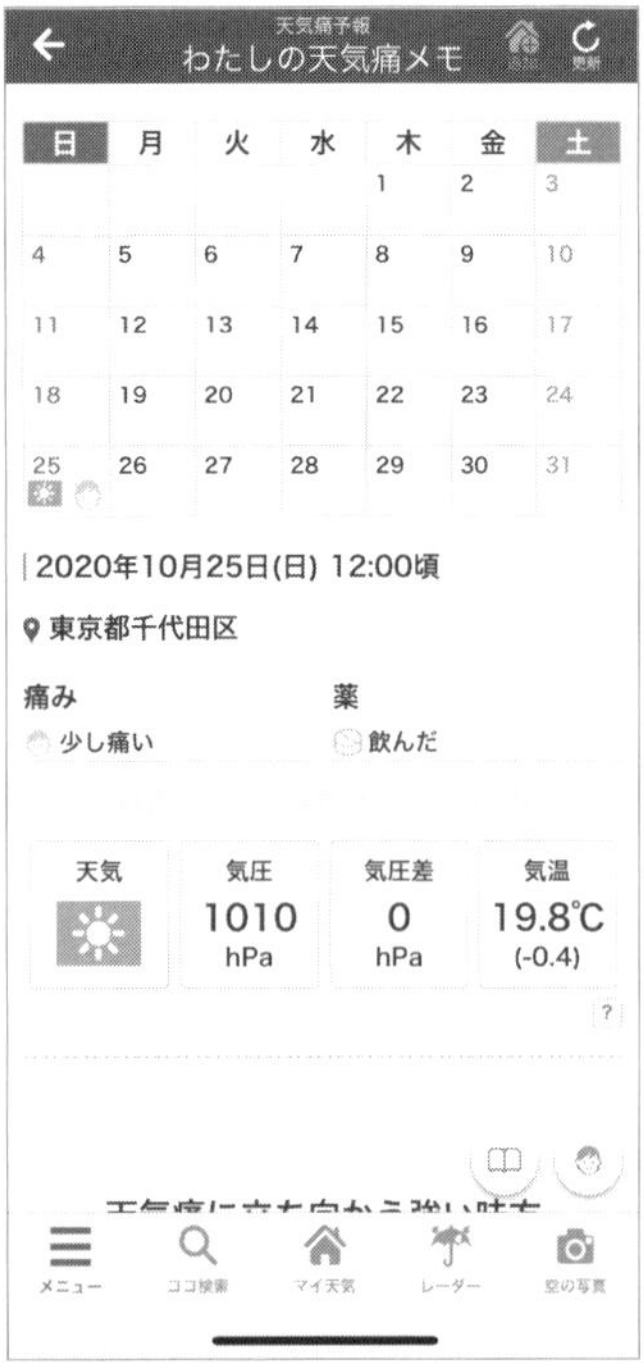

警戒レベルに合った過ごし方を見つける

「天気痛レーダーチャート」でも「わたしの天気痛メモ」でも共通して重要なことは、自分の不調や痛みを客観的に見ることです。

自分の状態を客観的に捉えることができれば、あとはそれをできるだけを回避することで生活の質を向上させることができます。

ここでポイントとなることが2つあります。

1つめは**自分だけの警戒レベルを見つける**こと。自分で記録をつけてみると、不調と一言で言ってもさまざまなパターンがあることに気が付きます。不調や痛みの程度、生活への影響度、もちろん天気自体も毎日同じではありません。

さらに痛みや不調にも個性がありますので、自分の不調の特徴を分析し、自分なりの「MY不調予報」をつくってみましょう。

「天気痛レーダーチャート」を活用するときに、記録用とは違う色のペンで、「朝昼晩の痛み」や「生活への影響度」の予測を立ててマークしておくのもおすすめです。心構えがあるだけで随分と楽になるケースもめずらしくはありません。

2つめは**不調を回避するためのタスクをできるだけ多く持っておく**ことです。「MY不調予報」をつくれば、いつ、どんなときにどんな不調がくるのか、ある程度の予測ができるので、不調用のタスクを準備しておき、体調が崩れたときにそのタスクを実行していけば、一日を無理なく過ごすことができるようになります。不調に対するリスクマネジメントのようなものです。

この不調回避タスクは大きく分けて、**「先取り行動」**と**「直面行動」**の2つに分類されます。

先取り行動は、不調がない、または生活への支障度が低い段階で、これからやってくる不調に備える行動のこと。直面行動は、不調の真っただ中にいるときにとる行動です。

また、どちらのタスクでも、その行動がルーティン化されれば「これをしたから大丈夫」という前向きな気持ちにもなれます。

次のページに「先取り行動」「直面行動」それぞれの不調回避タスク例を挙げますので、ぜひ参考にしてみてください。

自分が取り組みやすいと思えるものから、まずは3個を目標に行動をルーティン化してみましょう。

不調回避タスクの例

あらかじめ対応策を決めておけば、不調の日にも
無理なく過ごすことができます。まずは3個を目標に、
自分自身の不調が軽減されるタスクを設定しましょう。

先取り行動編

買い物はまとめて済ませておく
好きな傘をさす、雨の音に耳を傾けるなど、天気の変化を楽しむ
午後から体調が崩れそうなときはお昼休憩に散歩をする
要注意の前日には、念入りにストレッチなどのセルフケアを行う
硬めのパンやガムなど、咀嚼を増やして副交感神経の働きを上げる
楽しみにできる予定を立てる
コーヒーなどカフェインを摂取してリフレッシュする（摂り過ぎると頭痛が出る場合があるので、注意）

直面行動編

支障度が特に大きい日の食事は、「カレーの日」など特定のメニューを決めておく
自動でできるものを積極的に使う(自動扉、エレベーター、エスカレーターなど)
好きな香りをハンカチなどにつけて持ち歩く
締め付けの少ない服を着る
不調のときこそ姿勢を見直すチャンス！いつもよりいい姿勢を心がける
痛みや不調があってもできたことに目を向け、積極的に自分を褒める
不調が治まった日のことを考える

2

季節別　快適な過ごし方

季節の特徴と自分の体調に合わせて対処

日本は昔から、1年の中で季節の移り変わりがあり、気圧や気温の変化もゆっくりとしていました。

しかし、近年は、異常気象で春が短かくなったり、夏が終わったらすぐ冬になったり、日本の気候自体が亜熱帯気候のようになってきています。

以前の日本の気候を考えると、そもそも日本人の体は、急に温度が上がったり、急に温度が下がったりするということに、対応する機能を備えていないのです。それがひずみとなって表れているのが、天気痛や気象病だと私は考えています。

私の外来に来る患者さんでも、「若い頃はこんなことはなかったのに、年をとったからだ」とかおっしゃる方がいます。もちろん加齢の影響はあるとは思いますが、温度環境、気圧の環境が大きく変わるようになったことで、症状が出ている部分も大きいと考えています。

病気というのは、0か1かの世界ではなく、「未病」と言って、健康から病気に向かっている状態のときがあります。世の中には病気という形になる手前ギリギリの状態で生活をしている人もたくさんいるのです。

例えば、病気として現れるリミットがあるとしたら、今までは平気だったものが、さまざまな気象条件の刺激が強くなることでリミットが下がり、体調不良を起こす人が増えているのだと思います。

天気と体の関係に着目し、改めて気象の変化の中で健康に生きていくにはどうしたらいいか、どうやって体をうまく適応させていくかがこれからの現代人の課題です。天気は私たちの力で変えることはできませんから、天気に合わせた予防医学が、ますます大事になってくるのです。

私の外来に来る患者さんの中で、気圧の変化だけが苦手という人は2割もいません。ほとんどが、気圧と同じく温度変化が苦手なのです。

温度変化が苦手な人にとって、「寒暖差」は大敵です。

寒暖差といっても、春のように寒いほうから暖かいほうに変わる寒暖差と、秋口のように暖かいほうから寒いほうへと変わる寒暖差の2通りがあり、症状が出るのは人それぞれです。暑さと寒さの両方が苦手な人もいれば、寒さが特に苦手な人、または3～4月の暖かくなってくる頃が特に苦手だという人もいます。

春の寒暖差が苦手な人は、どちらかというと片頭痛の人が多い傾向があります。暑さで頭の中の血管が拡張し、片頭痛を引き起こすからです。

一方で秋の寒暖差が苦手な人は、血管が収縮して起こる緊張型頭痛の人が多くなります。さらに寒さで血行が悪くなると、腰痛、首こり・肩こりの症状が出てくる人も多いです。

自分はどのような天気の変化のときに不調が起こるのか、それをよく見極め、季節に合わせて、自分に合った体調管理をしていきましょう。

冬から春は、発汗の働きを目覚めさせる

昔から季節の変わり目は体調を崩しやすいと言いますが、冬から春にかけては、気温の急上昇に体がついていけない人が増えます。

冬は、寒さから体を守らないといけないために、基本的には基礎代謝が高く交感神経が優位になっている状態です。血管を収縮させて、体の中に熱を溜めこんで、体温が外に逃げないようにしています。

しかし、暖かくなってくると、交感神経の興奮が下がってきて、昼間でも副交感神経が少し目を覚ましてきます。春になると体がだるくなったり、眠く感じたりするのは、そのせいです。健康な人でも、昼寝が気持ちよかったり、なんとなくやる気が出なかったりします。

しかし片頭痛の人は、交感神経が優位な状態に慣れてしまって、気温が上がっても血管が拡張せずに熱を放出することができず、ちょっとしたことで頭が痛くなります。私の外来に来る患者さんの中では、この春先が一番嫌いという人が多いです。冬には抑えられていた症状が、春になってくると出始めるからです。

気温の上昇に対応するためには、汗をかき、体の熱をうまく放出できるようにすることが大切です。放熱ができないと、熱を体に溜めこみ、熱中症のような症状が出ることもあります。

冬から春にかけては、暑さに体を慣らす「暑熱順化《しょねつじゅんか》」を目指します。少し熱めの温度の湯船に浸かったり、入浴時間を少し長くして、汗を軽くかけるような体に戻していくのです。

特におすすめなのが、暖かくなり始める前に、1~2週間だけでも毎日ウオーキングをして、汗をかくこと。ウオーキングが難しければ家の中でもいいので、とにかく有酸素運動を1～2週間、毎日してみてください。

汗がかけるようになるまでは少しきついですが、水分を補充しながら、汗が出るまで続けてみてください。汗が出始めると、サウナで汗を出したときのように、一気に体が楽になります。こうやって、汗をきちんとかけるようになると、放熱ができるので、急に暑くなってきても体がのぼせることはありません。

春が来るのが不安という方は、冬の間にとにかく準備をしておくことです。

私がよく言っているのは、「12～2月の一番寒い時期に、ぬくぬくしないように」ということです。

夜、寝るときだけは温かくしてもいいですが、日中は怖がらずに外に出て体を動かすようにしましょう。自律神経を鍛えるには、ずっとエアコンの効いた室内にいるのではなく、暑いときには暑く、寒いときには寒くというように、ある程度ストレスをかけることが大切です。

そうすることで、**自律神経が鍛えられ、体が熱をつくれるようになり、そして熱が逃げないようになって、冬をうまく乗り切ることができます。**そして、この自律神経を鍛えることが、春の不調の対策にもつながります。

3～6月は、気圧変動の幅が大きい季節です。同時に、温度の上がり下がりも大きい季節です。気圧と温度、この2つの変化が一度に来るわけですから、そこをどううまく切り抜けるかが重要です。

精神面でも、4月は異動、就職、進学など、ストレスがかかりやすい時期です。1人暮らしをしている人はともかく、家族やパートナーと一緒に住んでいる人は、相手の生活リズムが変わると、自分のリズムも乱れやすくなります。

できるだけ変化についていけるよう、天気痛に関しても早め早めの対処が大切です。

梅雨から夏は、とにかく体の除湿をする

5月の下旬ぐらいから、梅雨が始まります。冬の間に自律神経を鍛え、春に暑熱順化ができた人はそれほど問題がありませんが、汗をかく機能がうまく働いていない人は、梅雨の時期に体調は最悪になってしまいます。

なぜなら6月になって、**完全に天気が梅雨モードに入ると、湿度が高くなり、体が汗をかけなくなる**からです。体内に水分を溜めこんでしまうので、当然、内耳もむくんでリンパ液の流れが滞り、頭痛やめまいの原因となります。

水分をうまく外に出せないため、体の表面もベトベトして熱が体にこもってしまい、下手すれば熱中症になってしまいます。じつは、熱中症というと真夏のイメージ

があります が、 5~6月が、 一番熱中症が多いのです。真夏は誰でも熱中症にならないように、水分を多く摂ったりしますが、 5~6月は、まさかこんな時期に熱中症にはならないだろうとノーガードです。特に自律神経が弱い人は、汗をかけずに熱中症になってしまいます。

そこで、**梅雨時期は、体の除湿をするのが第一です。**１４３ページからの「着るものの工夫」でお話ししますが、湿気を逃すような素材でできた肌着や服を着るとよいでしょう。また、体の湿気をとるような漢方薬もおすすめです。

梅雨が明け、本格的な夏の到来となる7~8月は、体を冷やすような食べ物を食べて冷却をしたり（１９０ページ）、室内と室外の気温差に気を付けたり（１４９ページ）と、対策をしておけば次第に体は楽になっていくでしょう。夏は、暑熱にさえうまく体が慣れていると、意外に体調がよい状態で過ごせる人が多いようです。

とはいえ、冬から春にかけて、きちんと汗をかける体にしておかないと、ようやく夏の暑さに慣れた頃に秋を迎えてしまいます。

急に温度が下がってくる秋口には、気圧も動きますし、台風も来ます。年々、台風の数は増えており、今は、年間20ぐらいの台風が発生します。

そこで、夏の間に、しっかり運動をしておくことが大切です。「また運動？」と思われるかもしれませんが、慢性痛を治すには、体を使うことが第一です。

体が痛くなるのは、筋肉が硬くなっているせいです。肩や腰が痛いからといって、体が冷えるような湿布薬をペタペタ貼るのはナンセンスです。

肩こり体操や頭痛体操など、夏の間にそういった運動をしっかり行うようにしましょう。

日中は40度を超えるような暑さですから、朝や夜など温度が下がってきたときに、ゆっくりでもいいので、ぜひ運動やストレッチなどをしてください。

秋と冬は、体の熱を逃さない

秋は、台風の季節です。気圧の変化に振り回されてしまいがちですが、そういった**ピンポイントな天候の変化には、即時的な効果のあるもので対応することが重要です。**タイミングを見計らいながら薬を飲んだり、「くるくる耳マッサージ」（130ページ）をしたり、天気が変化したときに内耳に入ってくる気圧の変化を緩やかにできる天気痛用の耳栓をするなど、ピンポイントの攻撃から逃げる対策をしましょう。

以前の冬は、太平洋側の気圧が安定していて、非常に過ごしやすい季節でした。しかし最近では、12月ぐらいまで台風が発生することがあったり、2月の下旬には気圧が不安定になったりと、冬でも気圧が不安定な時期が長くなってきました。東京でも雪が降る回数が減りましたし、3月なのに夏日になった地域もあります。

冬が短くなったとはいえ、気圧が不安定になりつつあるので、冬も注意が必要です。


冬に備えて、まずは秋口から保温を意識するようにしましょう。特に寝るときに3首を冷やさないようにすることが大切です。3首とは、「(胸の)首」「手首」「足首」のことです。また、食事術の章（179ページ）でもお伝えしますが、体を温めるものを積極的に摂るようにしましょう。


冬本番、天気が比較的安定しはじめた頃は、頭痛や腰痛など、持病の改善に取り掛かるベストタイミングです。

天気痛を治すには、薬やマッサージといった即効性のある対処法も有効ですが、最終的にはもともとの持病を治さなくてはいけません。もともとの病気を治していくタイミングは自分でつくっていかないといけないのです。

天気が崩れてしまう時期はなかなか対処に乗り出せないかもしれませんが、天気が安定し体が回復しているにもかかわらず動かないままでいると、また次の季節の変わり目で体調を崩してしまいます。

根底にある慢性痛を改善させるタイミングを逸したまま2〜3カ月過ごしてしまうと、1年中天気に左右されっぱなしということになります。

調子が悪くなることは避けられないとしても、「調子の悪い期間をできるだけ短くする」ことを意識してみてください。

患者さんにはそういった状態のことを「切れがよくなる」と説明していますが、ここで紹介する12の習慣を取り入れていけば、必ず調子にもメリハリがつき、過ごしやすい季節が出てきます。

比較的症状が落ち着いてきたら、すっきりしている日を大事にし、次の1年を過ごしやすくできるよう、運動をしたり、準備をきちんとして過ごすようにしましょう。

3

痛みが生じない立ち方や座り方

自分でできる姿勢チェック

ビジネスパーソンとして、姿勢は第一印象を決める重要な要素のひとつです。どんなときでも背筋がピンと伸びた姿勢が理想ですし、相手に良い印象を与えます。

一方で、姿勢が悪いとカッコ悪く見えるだけではなく、腰痛や肩こりの原因になったり、背骨の中を通る神経が背骨の歪みによって圧迫されて自律神経が乱れたり、血流やリンパの流れが悪くなったりと、体に悪影響を及ぼします。そうなると、仕事のパフォーマンスが落ちる原因にもなってしまいます。

姿勢を正して自律神経の乱れを予防することで、慢性痛の症状が抑えられ、改善につながっていきます。

Part1でもお伝えしましたが、天気痛を持っている患者さんの姿勢を調べてみると、猫背や、首が前に出てしまうフォワードネック、首の骨の自然なカーブがなくなってしまうストレートネックの人がとても多いことがわかっています。

たかが姿勢とあなどるなかれ。

姿勢を意識することは、自律神経を整える上でとても重要なポイントです。まずは次のページのイラストを参考に、今の自分の姿勢をチェックしていきましょう。

壁立ちチェック

まずは主に体の前後のズレをチェックします。
壁に背を向け、かかとを壁につけて立ちます。
良い姿勢をとろうと意識せず、いつもの立ち方で立ってください。
その状態で、以下のチェックポイントについて見ていきましょう。

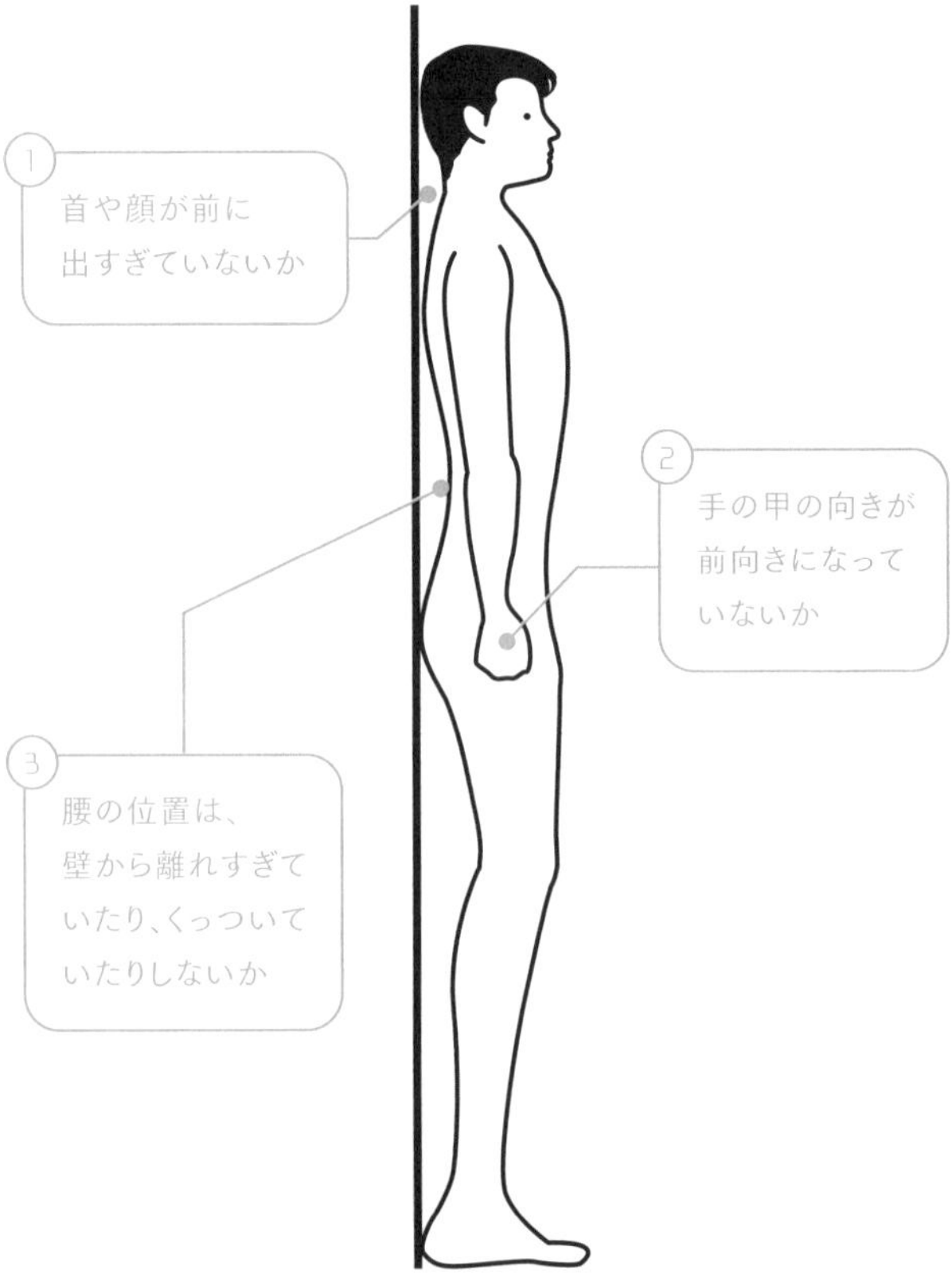
1
首や顔が前に
出すぎていないか
2
手の甲の向きが
前向きになって
いないか
3
腰の位置は、
壁から離れすぎて
いたり、くっついて
いたりしないか

首が前に出ている：フォワードネック

人間の頭の重さは、成人の場合は体重の約8％〜10％です。体重が60kgであれば約5〜6kgですので、ボウリングの球に置き換えると11〜13ポンドほどの重さがあります。

頭の代わりにボウリングの球が体に乗っている状態を想像してみてください。この重さを首・肩・背中の筋肉と背骨（椎骨）で支えているのですが、フォワードネック（あるいはヘッドフォワード）と呼ばれる首が前に傾く状態になると、支えなければならない重さが約3倍にもなってしまいます。

日常的にこのような首が傾いた姿勢をとっていると、首、肩、背中への負担は想像以上のものになってしまいます。また、フォワードネックでは、耳やあご周囲の筋肉が硬くなって関節の動きが悪くなることで、顎関節症になる危険性も上がります。

手の甲が前向きになっている：巻き肩

パソコンやスマホの操作中など、ビジネスパーソンは前にかがみこむ姿勢で過ごすことが多くなっています。まっすぐに立ったときに手の甲が前に向く人は、巻き肩になっている可能性が高いです。

手と肩が前に突き出た姿勢を続けているうちに筋肉が凝り固まってしまい、常に両肩が体の内側に巻かれている状態を一般的に「巻き肩」と呼びます。

この姿勢を長く続けていると、肩甲骨の運動が制限されるので、肩こりの原因になったり、場合によっては首や胸の神経が締め付けられて手に痺れが出たりすることもあります。また、胸が広がりにくくなることで、呼吸が浅くなってしまいます。そうすると自律神経のバランスが崩れて、体調不良にもつながっていきます。

腰が壁からかなり離れている：反り腰

巻き肩の人は、肩を後ろに持っていくのが苦手な状態になっているので、体の前後のバランスを「腰を反る」という動きで代償してしまうことが多くなります。この姿勢は、見た目は体が起きていて良い姿勢に見えますが、巻き肩で重心が前に行くのを補うために腰を反ってしまっているだけなので、腹筋に力が入らず、腰の骨に負担がかかって腰痛などの原因になることもあります。

この状態になっている人は、腰を反って体を起こすイメージよりも、腹筋に力を入れたまま、肩甲骨を内側に寄せて肩を後ろに引くイメージでストレッチを行うことが重要です。

ただ、この巻き肩&反り腰になっている人が、いきなりそういった肩を動かすストレッチを行おうとしても、胸の筋肉が凝り固まってしまっていることが多いので、肩がうまく動かないこともあるでしょう。そういった場合は、背中側の筋肉を鍛えて肩を後ろに持っていけるようにすると同時に、しっかり胸の筋肉を伸ばすストレッチを行うことも大切です。

鏡でチェック

続いて、鏡に胸から上が映るように正面に向き合って立ち、
体の左右のズレをチェックしてみましょう。
顔のパーツが左右対称になっているか、
首と体が一直線になっているか、などを見ていきます。

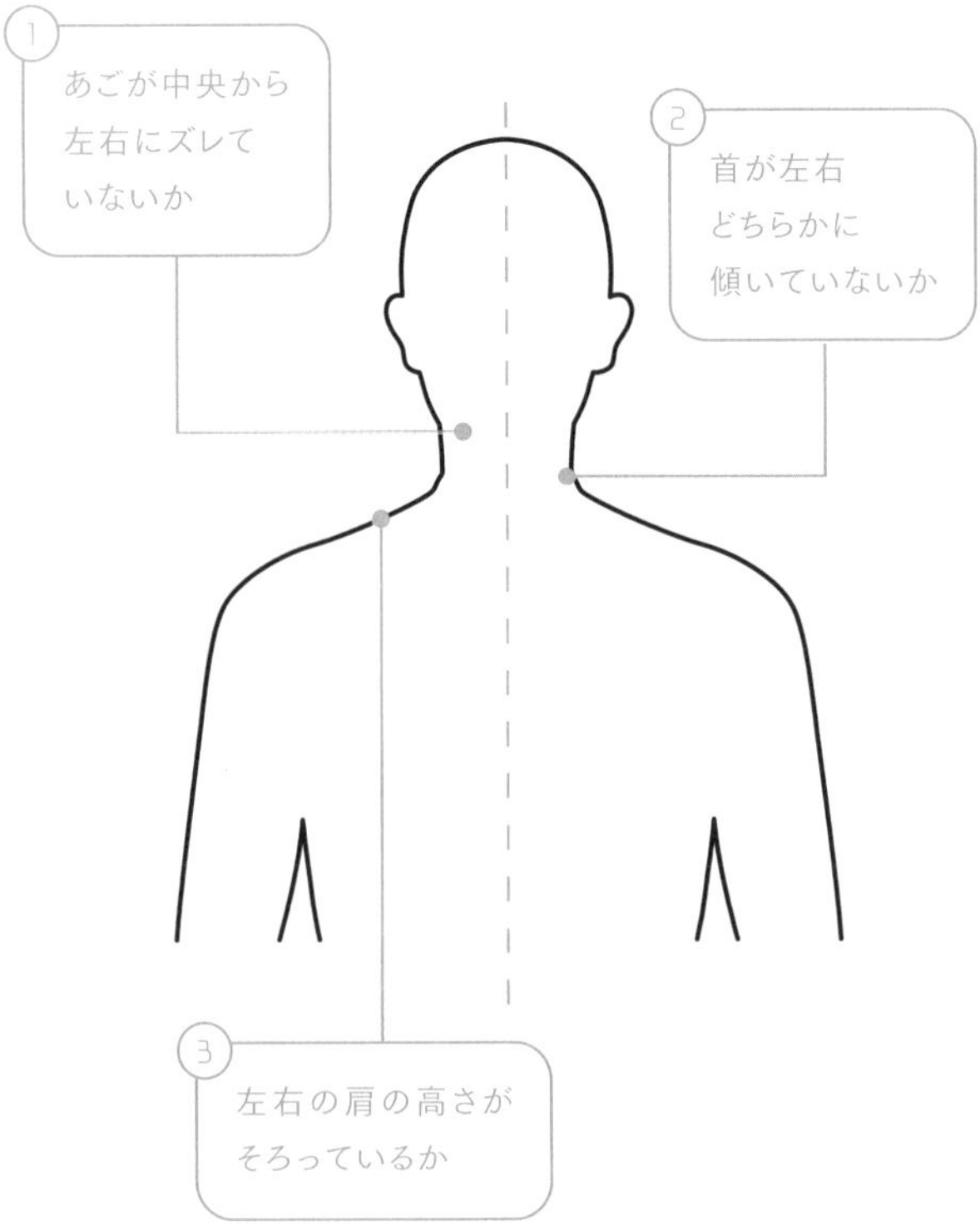
1
あごが中央から
左右にズレて
いないか
2
首が左右
どちらかに
傾いていないか
3
左右の肩の高さが
そろっているか

あごが中央から左右にズレている

あごの骨は側頭筋《そくとうきん》、咬筋《こうきん》といったあごを動かすための筋肉（咀嚼筋《そしゃくきん》）によって、頭の骨と左右の顎関節でつながっていますが、噛み合わせの不良や、ストレスや不安などからくる歯ぎしり、食いしばりがあると、左右の筋肉のバランスが崩れて、知らないうちに、あごが左右のどちらかにずれてしまっていることがあります。

そもそも人間の体が１００％左右対称ということはありえないのですが、鏡に顔を映してみて、あごが明らかに左右にずれていないか、確認してみましょう。

また、口を大きく開けたときに左右均等になっているでしょうか。あごの筋肉が硬くなっていると、どちらか片方に顎がずれたり、開けにくくなっていたりするので、よく観察してみましょう。

この状態が長く続くと、口を開いたときに顎関節や咀嚼筋に痛みを感じたりするだけでなく、肩こりや首の痛み、緊張型頭痛の原因にもなります。また、左右の筋肉のアンバランスの影響が耳に及ぶと、耳のつまり感や耳鳴り、めまいなどの症状が出たり、気圧に対する内耳の過敏性も高くなったりするので、天気痛の症状が出やすくなります。

首や肩が左右どちらかに傾いている

正面から見て首が左右どちらかに傾いていたり、左右の肩の高さがそろっていなかったりする場合は、首、胸、腰を上下につなぐ背骨（脊柱《せきちゅう》）のずれや肩甲骨のずれが起こっていることが考えられます。

背骨を形作っているのは椎骨と呼ばれる骨で、これが積み重なって、左右にずれがないままほぼ垂直になっているのが正常な形ですが、先天的あるいは後天的な病気や怪我で左右に彎曲してしまうことがあります。このような大きな変化は側彎症《そくわんしょう》といいます。

また、大きな彎曲がなくても、日常の生活習慣のクセが原因で、脊柱が左右どちらかに傾いていることも少なくありません。

例えば、片方の腕を使う運動を長く続けてきたことや、あるいは重い荷物をいつも同じ側の肩にかけるといった場合には、左右どちらかの筋肉に不均等に力がかかるようになってしまいます。

その結果、支える側の筋肉が硬くなったり可動範囲が小さくなったりして、首の傾きや肩のラインの左右差となって表れます。また、猫背やフォワードネックなどの姿勢を続けていると背中の筋肉が弱くなり、それが左右のバランスを崩す原因になってしまう場合もあります。

脊椎の中には脊髄と呼ばれる神経の束が通っていて、そこから運動や感覚を司る神経が多く出ており、脊柱の脇には交感神経が通っていますので、脊柱が傾いているとこれらの大事な神経系の機能に影響を与えてしまう可能性があります。

そうなると、首や肩、あるいは背中の筋肉に痛みが出るだけでなく、自律神経の働きにも影響が出てしまいます。

フォワードネックや反り腰など体の前後にズレがあったり、首や肩のラインに左右差があったりする場合には、110ページから紹介するエクササイズやストレッチを入念に行って、前後左右のズレがなくなるようにするのが重要です。

正しい座り方、立ち方

自分の姿勢のクセがわかったら、今度は、日々良い姿勢をとることを心がけていきましょう。次の図から、正しい座位姿勢と立位姿勢を紹介していきます。正しい姿勢を意識すると、はじめのうちは「疲れるなあ」と感じるかもしれません。しかし続けていくうちに、意識をしなくても自然とできるようになります。猫背が治ってくると1回の呼吸が大きくできるようになるので、自律神経にもいい効果が得られます。

また、デスクワーク中には、1時間に1回は立ち上がるようにしましょう。スタンディングデスク（立ったまま使用する、高さのあるデスク）の使用もおすすめです。立ち上がると血圧が下がらないように交感神経が活発になるので、頭が冴えて仕事がはかどる効果も期待できますよ。

正しい座位姿勢のつくり方

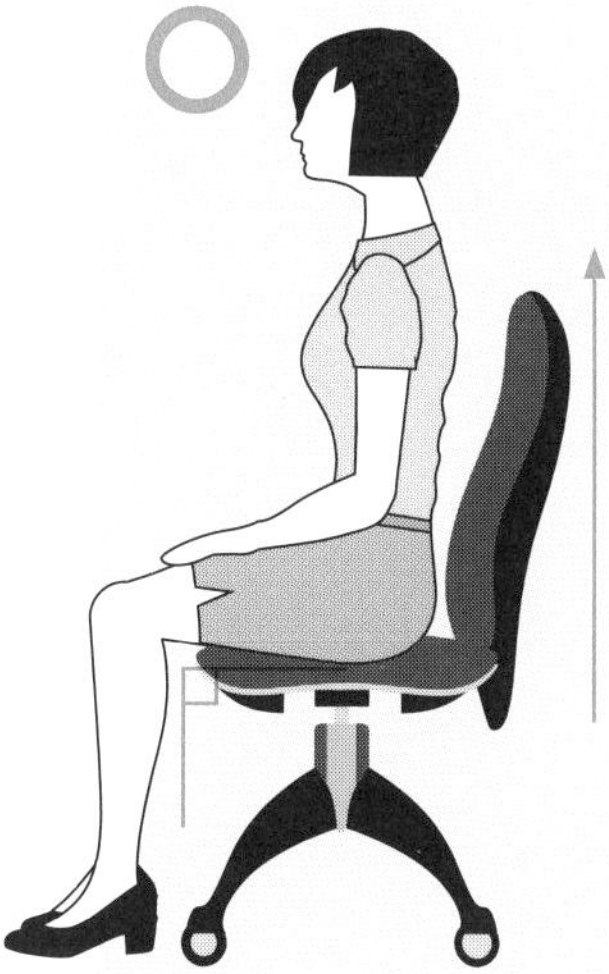

① まず骨盤を立てていきます。みぞおちを伸ばすイメージで行うとうまくいきます。坐骨（お尻の下の骨）を中心に軽く前後に揺らして、徐々に振幅を緩めてちょうど真ん中、坐骨に荷重がかかっているのを感じた所で止まります。やや浅めに腰掛けるようにすると骨盤を立てやすくなります。

② 一度肘を後ろに引き肩甲骨を寄せてから、自然に肘を下ろすようにしましょう。

③ 最後に軽くあごを引きます。両肩の真上に頭が乗っている感覚が得られたら成功です。

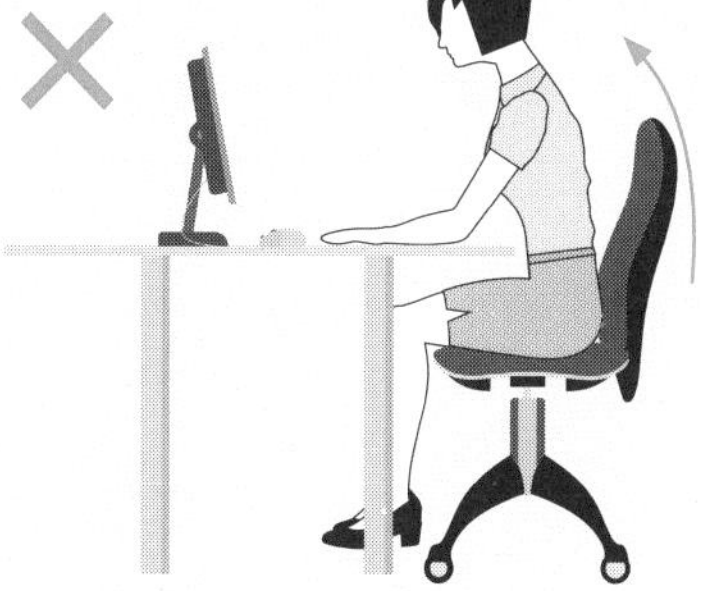

前屈みで作業をしていると、フォワードネックや巻き肩の原因に。呼吸が浅くなり自律神経のバランスが乱れます。

正しい立位姿勢のつくり方

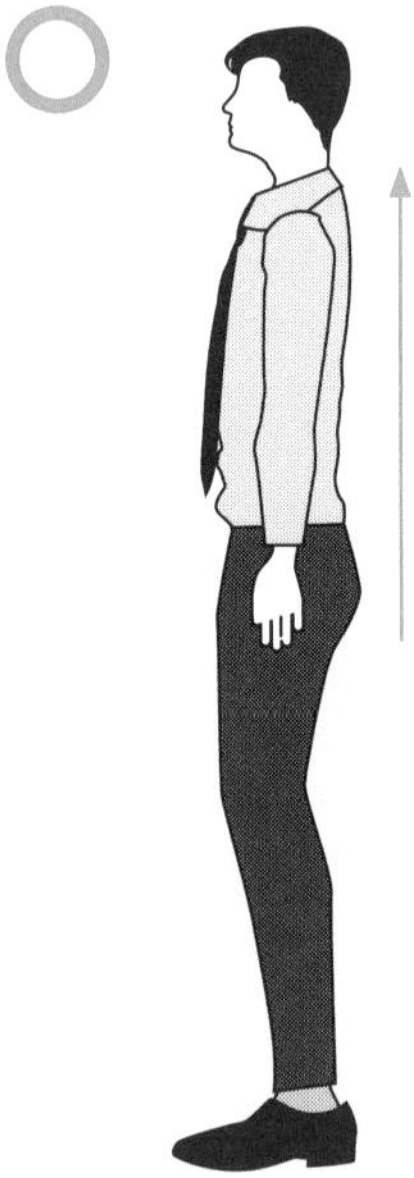

① 足元から順に整えます。爪先は広げたり内股にしたりせずに、まっすぐ前に向けます。

② 足裏でしっかりと体を支えます。爪先やかかとに偏らずに足裏全体で荷重を感じるように立ちます。

③ 腰まわりは、お尻の穴を締める感覚で、下腹部にもしっかりと力が入るようにしてください。

④ 上半身は、一度肘を後ろに引き肩甲骨を寄せてから自然に肘を下ろします。

⑤ 最後に軽くあごを引きます。両肩の真上に頭が乗っている感覚が得られたら成功です。

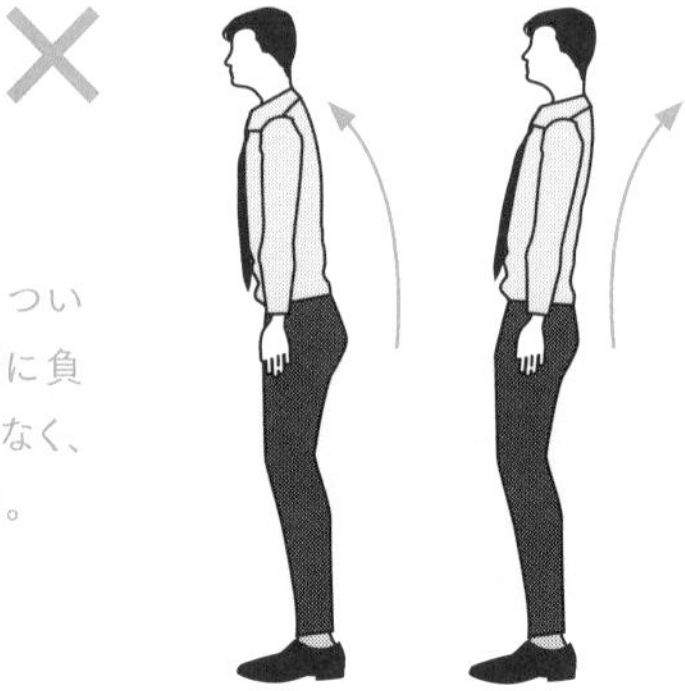

いい姿勢をつくろうとすると、つい胸を張ってしまいますが、腰に負担がかかります。猫背だけでなく、胸や腰の反らしすぎにも注意。

4

自律神経の「切り替え力」を鍛える運動

頭痛を招く「こもった熱」を、体を動かして放出する

自律神経を整えるためには、運動がとても重要です。運動をしているときは、交感神経が優位になり続けます。そして運動を終了した後、体を休めていくときに、体温が下がり、副交感神経が優位になります。このように、運動をすることで自分の体で自律神経の切り替えができるようになるのです。

片頭痛の人の中には、体を動かすと頭が痛くなるので動かないという人も多いです。それは体を動かすと体温が上がり、脳の血管が拡張して頭痛が出やすくなるからです。

本来、私たちは汗をかくことで、体の中にこもった熱を放出しています。しかし、

自律神経の働きが鈍ると汗をかきにくくなり、熱を体から逃がすことができず、のぼせてしまうため、かえって頭痛が出やすいのです。最初はキツイかもしれませんが、運動をして汗がかけるようになれば、体の調子が上がってくるはずです。

運動といっても、ウォーキング程度でもかまいませんし、ホットヨガなどもおすすめです。ゆっくりとした動きの中で体温を上げて汗がかけるようにするというのは、自律神経を整えるためには大変有効なのです。

また、冷え性で悩む人は筋肉が少ない人が圧倒的に多いです。冷え性といえば女性に多い悩みでしたが、最近では男性でも夏に冷え性になる人が増えています。

また、年齢とともに、目に見えて筋肉が落ちていきます。10代、20代のうちは何もしなくても維持できていた筋力が、30代、40代と、年齢を重ねるごとにあっという間に落ちるので、日頃から適度な運動を意識した生活をしましょう。

毎日の移動を「効果が出るウオーキング」に変える

手軽にできる運動としてウオーキングはとても有効な手段です。有酸素運動には心肺能力を高める効果があるのです。

20分以上のまとまった時間をとって行うのが理想的ですが、なかなかそんな時間はとれないという方もいるでしょう。ここでは歩行の質を高める方法も併せて紹介したいと思います。通勤時や社内外の移動など、いつでもどこでもできるので、習慣づけることができれば、継続することが比較的容易です。

まずは良い歩行姿勢のポイントを見ていきましょう。

基本の姿勢を意識する

102ページ（正しい立位姿勢）を参考にして、まずは良い姿勢を保ちましょう。その姿勢を基本にしながら、頭が上に引っ張られているイメージで、顔は下ではなく正面を向き、やや遠くを見ながら歩きましょう。

腹式呼吸をする

ウオーキングの効果を高めるためには、呼吸法も重要です。歩くときには、腹式呼吸を行うように心がけましょう。効果的な呼吸をするには、しっかりと息を吐ききるように意識することがポイントです。2歩かけて吸ったら4歩使って吐くなど、息を吸うよりも吐く割合を少し増やすと、しっかりと息を吐き出すことができます。

大股気味に歩く

普段より大股で速めに歩くことで、運動効果をより高めることができます。つま先をまっすぐに振り出すのがポイントですが、「つま先を前に出す」という意識ではなく、おへそから下に足がついているイメージで、おへそから下全体を前に出す感覚で振り出してみましょう。

体重移動を意識する

かかとや足の指の付け根、足の指がしっかりと地面に着くように意識しましょう。立ったときの基本姿勢のイメージをここでも持ちましょう。足裏の正しい重心移動は、かかとから着地したあと、足の外側、小指の付け根、親指の付け根、親指で地面を踏み込む、という順番です。

腕は後ろに引くイメージで振る

ウオーキング中は、上半身もしっかりと動かすことを心がけましょう。また、腕を振ったほうが、動きにリズムが生まれやすくなります。

肘を90度くらいに曲げたら、肩や腕の力を抜いてください。そのまま軽く握りこぶしをつくって、足の動きに合わせて大きくリズムよく腕を振ります。この時、特に後ろにしっかりと引くことを意識するのがコツです。こうすることで、より足を前に振り出しやすくなります。

また、通勤時や外出時などには、いつも降りる駅の1駅前で電車を降り、歩く距離と時間を稼ぎましょう。社内外の移動時にも、エレベーターやエスカレーターではなく階段を使うようにすると良いでしょう。

速めに歩くスピードを保ちながらサッカー選手になったイメージをして、ゲーム感覚で人を機敏によけながら歩くと運動効果が高まります。ただし、ぶつからないように十分注意して行ってください。

また、活動量計などのウエアラブル機器を用いて数値で確認・記録していくのも、モチベーションの維持につながるのでおすすめです。自分に合った取り入れ方でウオーキングの習慣づけを行うようにしましょう。

首や肩の筋肉をほぐして痛みを改善する

次は、肩や首の筋肉のこりをほぐすストレッチや、エクササイズを紹介します。

頭が体の軸よりも前にあるストレートネックやフォワードネックは、首の後ろの筋肉が緊張し、自律神経を圧迫しています。また、首がこっていると、肩甲骨にもこりが広がっている場合が多いものです。

ストレッチやエクササイズは、入浴後など、筋肉が温まっているときに行うのがおすすめですが、入浴後に限らず、仕事の合間などでもかまいません。長時間の作業が続いたときや会議の合間などに行えば、こりが和らぎ、リフレッシュすることができます。

もちろん、天気が悪く症状があるときを含め、痛みが強い場合は無理をせず休むようにしてください。

ここでは、直接手を添えて行うストレッチやエクササイズのほか、手に届きにくいところに直接アプローチできるテニスボールや、どの家庭でも用意しやすいフェイスタオルを使う方法も紹介します。

いずれの動きも、力を入れて無理に行うのは厳禁です。「イタ気持ちいい」ところでストップしましょう。痛みが出たりするようであれば、力を弱めるようにしましょう。特にめまいを感じる人は、無理は禁物です。

日々の疲れを癒す時間になるように、リラックスしながら取り組んでみてください。

あご下、首側面のストレッチ

ストレッチ時間は1カ所につき、30秒〜1分間。息を吐きながら、筋肉が伸びているのを感じましょう。ストレッチは、毎日続けることが大切です。無理のない範囲で行いましょう。

90〜180秒

あご下ストレッチ

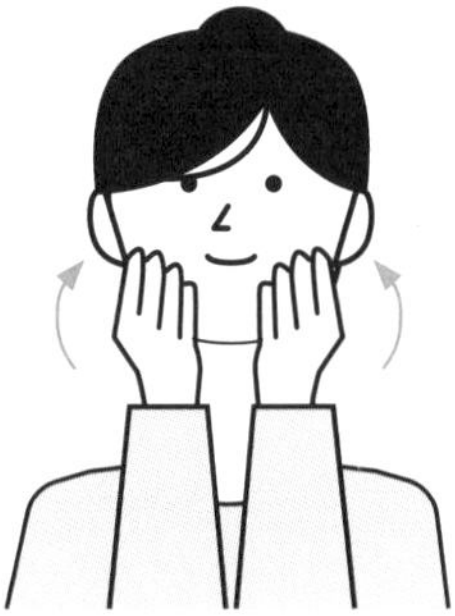

① 両手を、頬杖をつくようにあごの下から頬まで、顔のラインに沿ってあてます。そのままあごをまっすぐ持ち上げ、首の全面の筋肉を伸ばします。そして、その位置で、30秒〜1分間キープします。

② 顔を上に持ち上げたまま、左斜め上を向き、首の左側の筋肉を伸ばします。両手で支えながら、首の筋肉が伸びた状態を30秒〜1分間キープします。今度は、右斜め上を向き、首の右側の筋肉を伸ばし、30秒〜1分間キープします。

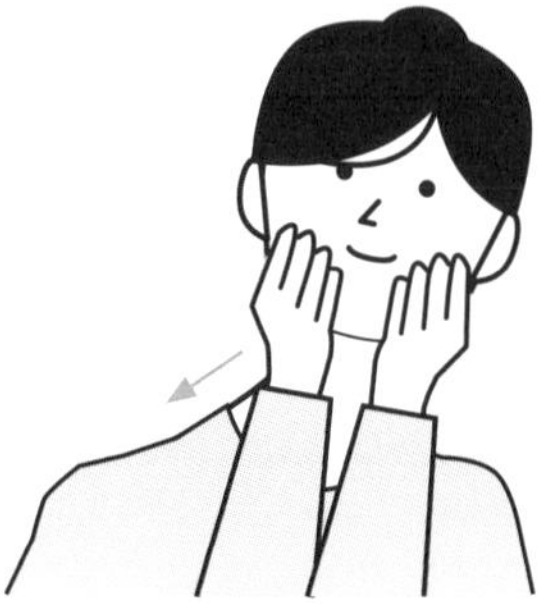

120〜
140秒

首の横、うしろのストレッチ

① 右手を上げて頭部の左側に添え、頭を右側に倒します。この時、手に力を入れるのではなく、腕の重みで頭が倒れるようにします。左側の首の筋肉が十分伸びている状態で、30秒〜1分間キープします。

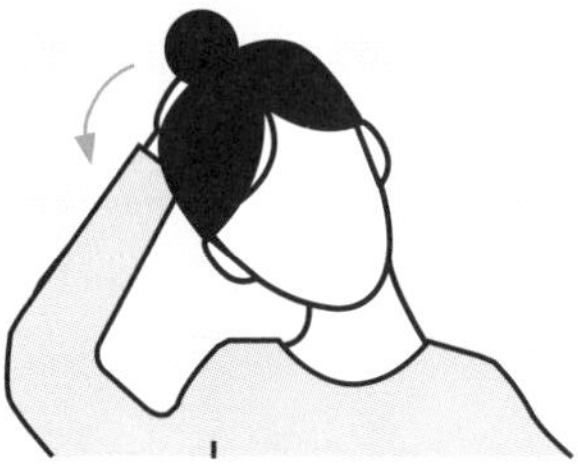

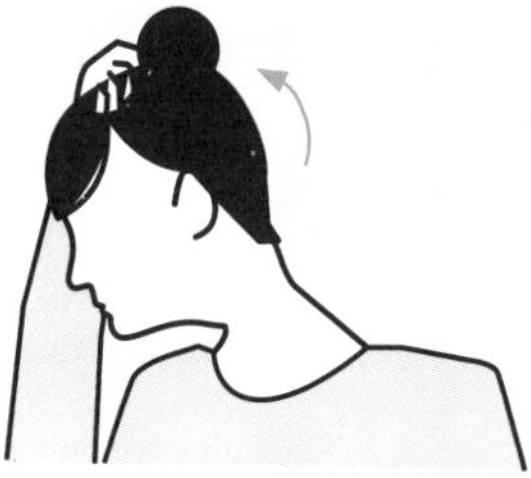

② 顔を右側に倒したまま、視線を床に落とし、顔全体を下に向けます。そのまま首の斜め後ろの筋肉が伸びている状態で、30秒〜1分間キープします。

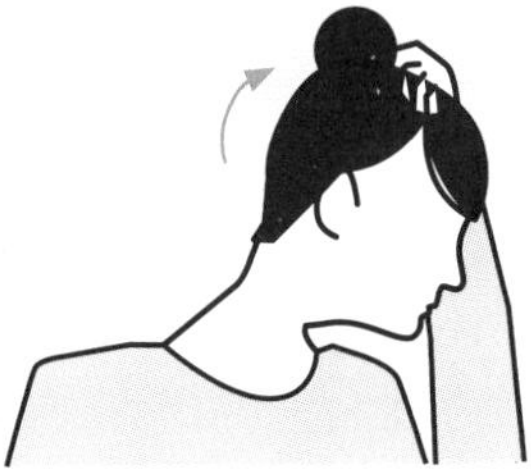

③ ①〜②の左右を入れ替えて、右側面、右後方の首筋を伸ばします。

首と肩のエクササイズ

このページでは、ストレッチではなくエクササイズを紹介します。筋肉の動きは弛緩と収縮が1セットです。筋肉に力を入れて収縮させることで、収縮させていない部分の筋肉をゆるませることができたり、収縮後にその反動で緊張を緩ませることができます。
このエクササイズを習慣化すれば、重い頭を支えるための筋肉がつき、姿勢が崩れなくなります。

240秒

1 頭の後ろで手を組む

両手を頭の後ろで組み、手のひらで頭を前に倒すように力を入れます。頭は、前に倒されないように首に力を入れ、手を押し返すように力を入れます。頭の位置が動かなければOKです。そのままの状態で30〜60秒キープします。

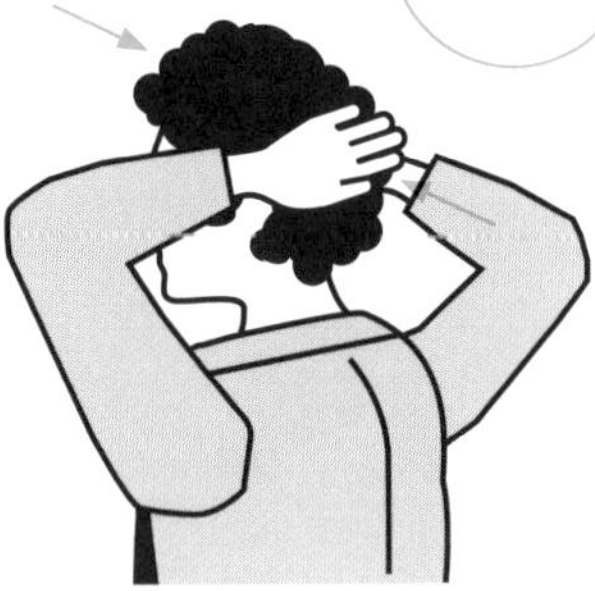

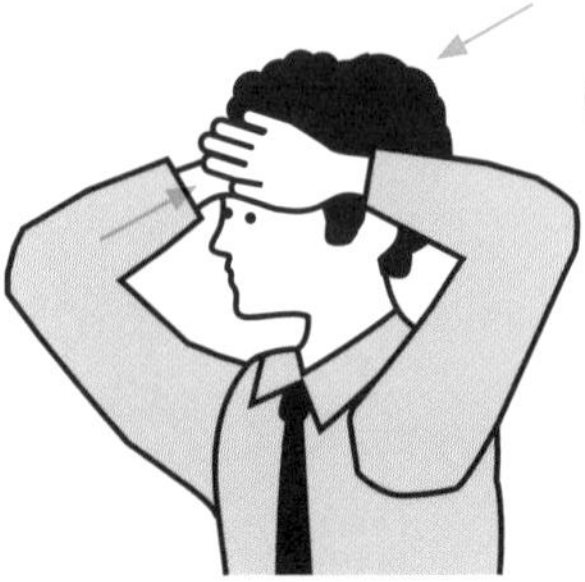

2 両手を額に当てる

今度は両手を額に重ね、手のひらで頭を後方に倒すように力を入れます。頭は、後ろに倒されないように首に力を入れます。頭が動かない状態の力加減で30〜60秒キープします。

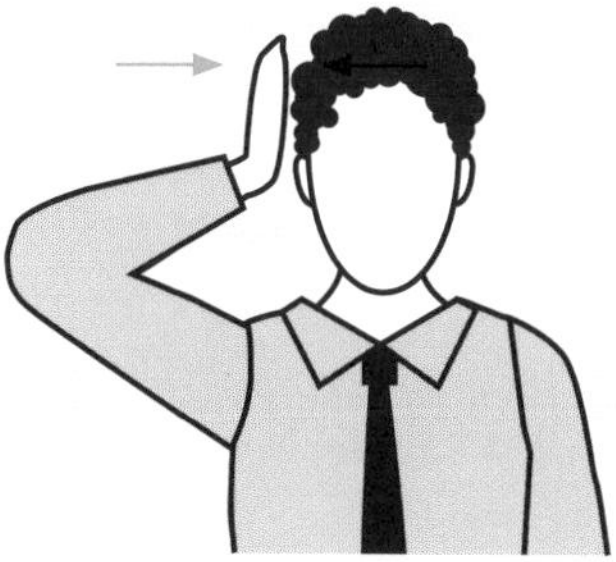

③ 右側頭部を押さえる

右手の手のひらで、右側の側頭部を押さえます。手で首を左側に倒すように押し、首は倒されないようにします。その位置で、30〜60秒キープします。

④ 左側頭部を押さえる

③の動作を左右入れ替えて行います。左手の手のひらで、左側の側頭部を押さえます。手で首を右側に倒すように押し、首は倒されないようにします。この位置を30〜60秒キープします。

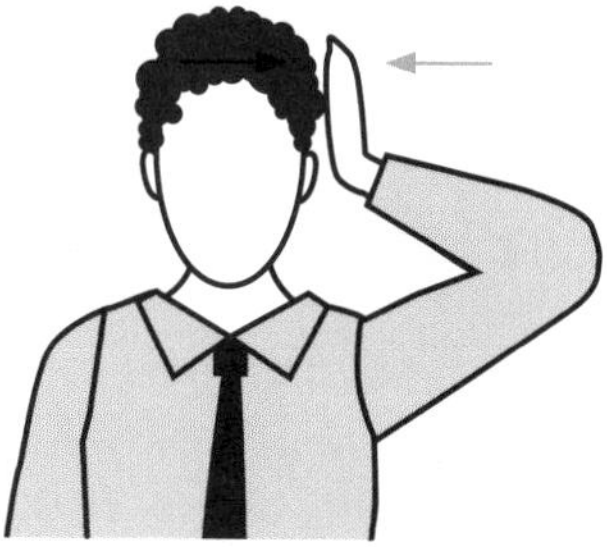

テニスボールを使った首や肩甲骨のストレッチ

ストレートネックやフォワードネックは、首の後ろの筋肉が緊張し、自律神経を圧迫しています。また、首がこっていると、肩甲骨にもこりが広がっている場合が多いものです。直接筋肉に圧を加えられるテニスボールを使って、首の前後や鎖骨周りの筋肉をほぐしていきましょう。

3〜5分

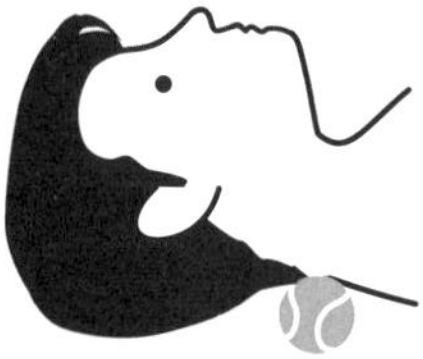

① まず仰向けに寝転び、テニスボールの上に首を乗せます。首の後ろ、左右肩甲骨周り、腰からお尻周りを、それぞれテニスボールの位置をずらしながら10秒程度圧をかけます。

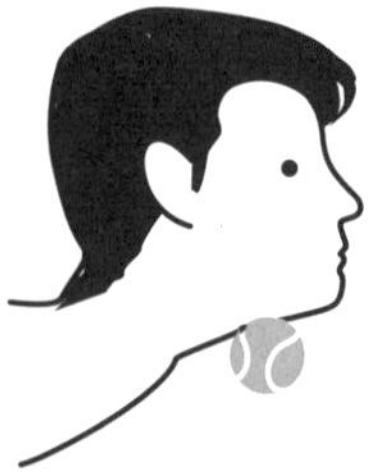

② 次にうつぶせになり、あごの下、頬、耳の下、腕の下、鎖骨の下の部分を順番に、ボールをずらしながら1カ所10秒を目安に圧をかけます。

自分で気持ちのよい場所を探しながらやるのがおすすめです。気持ちよいと感じた場所は、長めに圧をかけてもよいでしょう。
もし痛い場合は、ハンドタオルをボール状に結んだものや、やわらかいボールを使ったり、ヨガマットや布団の上で行ってもかまいません。

マッサージ棒の ストレッチ

テニスボールがない場合は、週刊誌、雑誌、新聞などを丸めて筒状にし、マッサージ棒にします。ガムテープで固定をして、表紙などがめくれないようにしましょう。また、肌に直接当てるので、タオルを巻いてもかまいません。

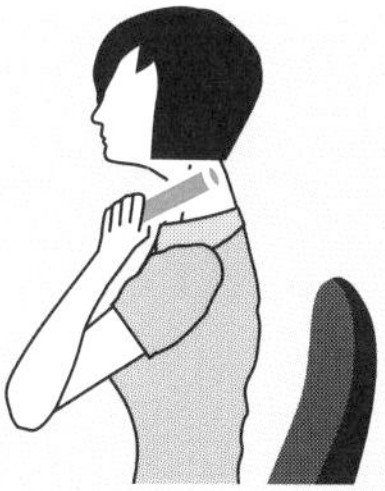

① イスに座り、このマッサージ棒で、首周りの筋肉をほぐしていきます。耳の下から鎖骨にかけてある太い筋肉、胸鎖乳突筋を、上から下になでおろしたり、転がしたりします。

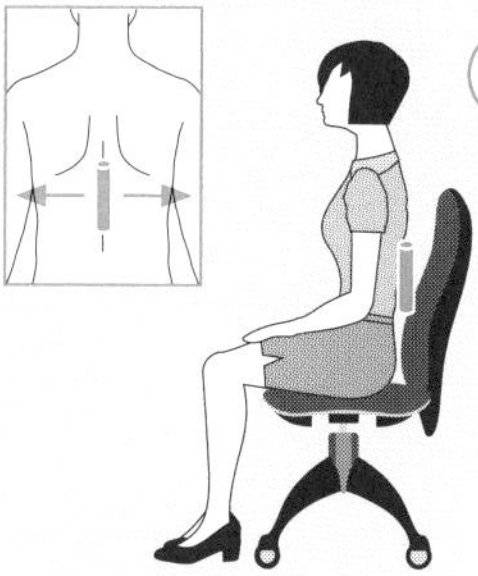

② 次にイスに座ったまま、マッサージ棒を背中と背もたれの間に縦にはさみます。こうすることで、ちょうど交感神経が走っている部分を刺激することができます。体重をかけて、背中をマッサージ棒に押し当て、コロコロと左右に転がし、筋肉をほぐしていきます。

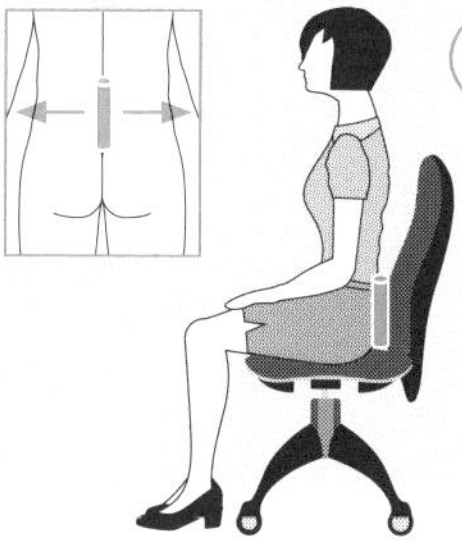

③ 同じくマッサージ棒を腰に押し当て、腰回りをほぐします。背骨とお尻の境目には、副交感神経のスタート地点である「仙髄」があります。ここをマッサージすることで、リラックス効果も期待できます。

タオル体操

フェイスタオルを使い、首のストレッチやマッサージを行います。日頃からデスクワークで首や肩が凝り固まっている人におすすめです。天気痛が改善された後、調子がいい日にも、ぜひ続けてほしい体操です。

約20秒
×3セット
60秒

首の上げ下げ体操

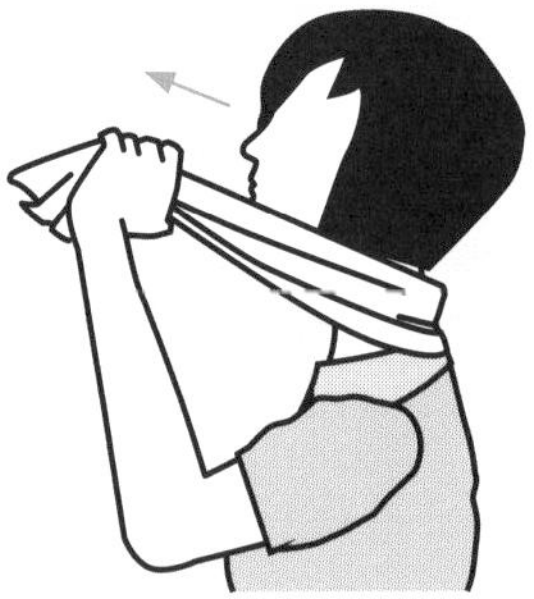

① フェイスタオルの両端を持ち、首の中心にフェイスタオルの中央を当てたら、両手を斜め上45度に持ち上げます。タオルに首をもたれかけ、目線も斜め上を向きましょう。
首の骨がアーチを描いているのを意識し、身体の力を抜き、ゆっくりと10秒間呼吸をします。

② タオルの位置はそのままで、あごを上下させるようにうなずきます。首の後ろの筋肉が伸びていればOKです。10回ゆっくりとうなずきます。
以上を1セットとして、①②を3セット行うと効果的です。

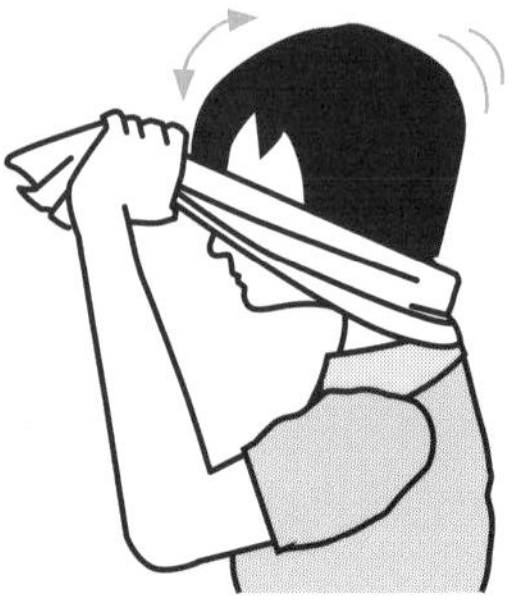

約20秒
×3セット
60秒

耳の血行促進体操

① タオルを首にかけて、左手で左側のタオルの端を持ち、固定します。次に右手で右側のタオルの端を持ち、耳の後ろにある骨のでっぱり(乳様突起といいます)にタオルをひっかけながら頭蓋骨に沿って上げ、左斜め上にひっぱります。頭の角度は80度くらい、やや傾くぐらいが目安です。この状態を10秒キープします。呼吸はいつも通りでかまいません。首の付け根が伸びているのを感じられればOKです。

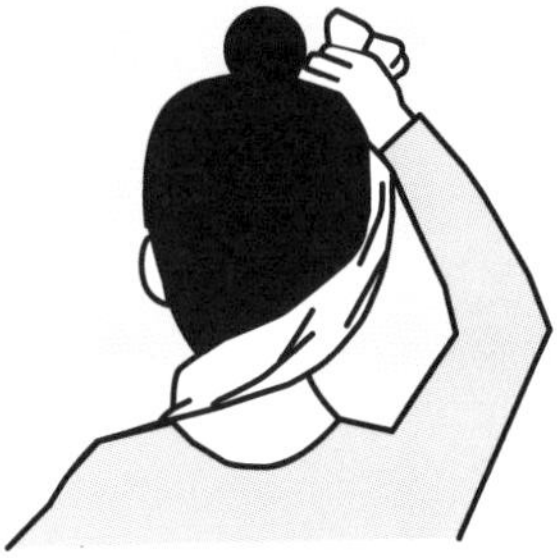

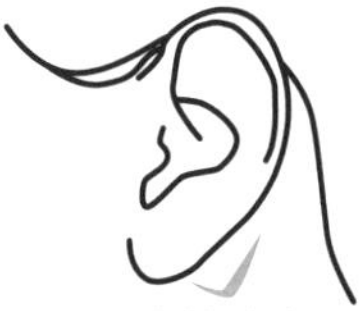

乳様突起

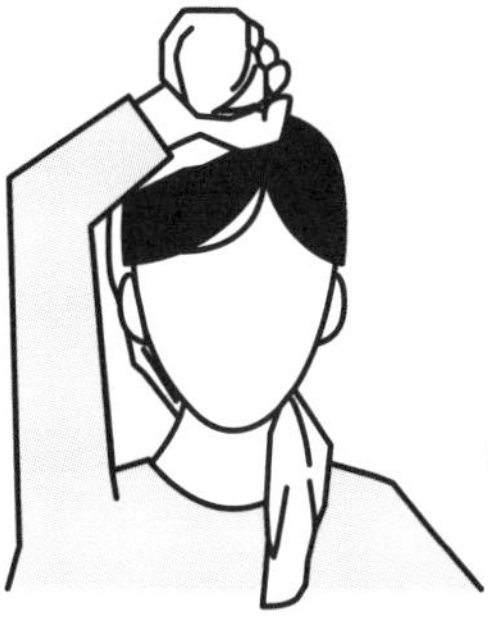

② 反対側も同様に行います。これを1セットとして、3セット行います。

下半身のむくみを改善し、天気痛を防ぐ

ここまで頭や首、肩周りなど上半身を重点的に動かすことを紹介してきましたが、最近では下半身の柔軟性を高めたり、筋肉を鍛えたりすることもおすすめしています。

その理由は、下半身の筋肉には、重要な役割があるからです。

長時間立ちっぱなし、あるいは座りっぱなしでいると、ふくらはぎや足首がむくむことはありませんか。これは、本来は体の中を巡っていなければならない血液中の水分が血管から漏れ出て、足の筋肉や皮膚の間に溜まってしまって起こります。

血液はご存じのように心臓の力で体の隅々まで行き渡りますが、人間は立って生活

するので、どうしても重力の影響を受けやすく、上半身よりも下半身に血液が溜まりやすくなっています。また、座位を長く続けていると、足の付け根の部分の血行が悪くなり、それが下半身全体の血行を妨げる要因にもなってしまいます。

先にもお伝えしましたが、下半身の筋肉は、むくみを防ぐための重要な役割を担っています。下半身の筋肉は、収縮することで血管を圧迫し、ちょうどポンプのような働きで下半身に溜まりがちな血液を心臓に戻してくれるのです。そうすれば、血液中の水分が重力に負けて血管から漏れ出ることが少なくなります。

このむくみの問題は筋肉が少ない女性に多いのですが、男性でもデスクワークばかりしていたり、歩く機会が少なくなったりすると、思いのほか下半身の筋肉が弱っていくので、下半身のむくみが生じやすくなります。

では、どうして下半身に水分が溜まると、天気痛の予防にマイナスに働くのでしょうか？　それは、日中に下半身に溜まった水分は、睡眠中に上半身に移動するからです。

重力の影響で下半身に溜まっていた水分は横になることで平行移動するように頭へと向かいます。水分を多く摂りすぎた次の日の朝に顔がむくんでいるのは、これが原因です。

すなわち、眠っている間に水分が内耳や頭のほうに移動することによってこれらのむくみを引き起こし、気圧を感じやすい内耳にしたり、脳血管を拡張させて頭痛を誘発させてしまうのです。

これを防ぐためには、昼間に下半身に水分を溜めないように筋肉をつけることが有効です。次のページから、デスクワーク中に座ったままでも行える、下半身のエクササイズを紹介します。

太腿の筋トレ

10秒
3セット
50秒

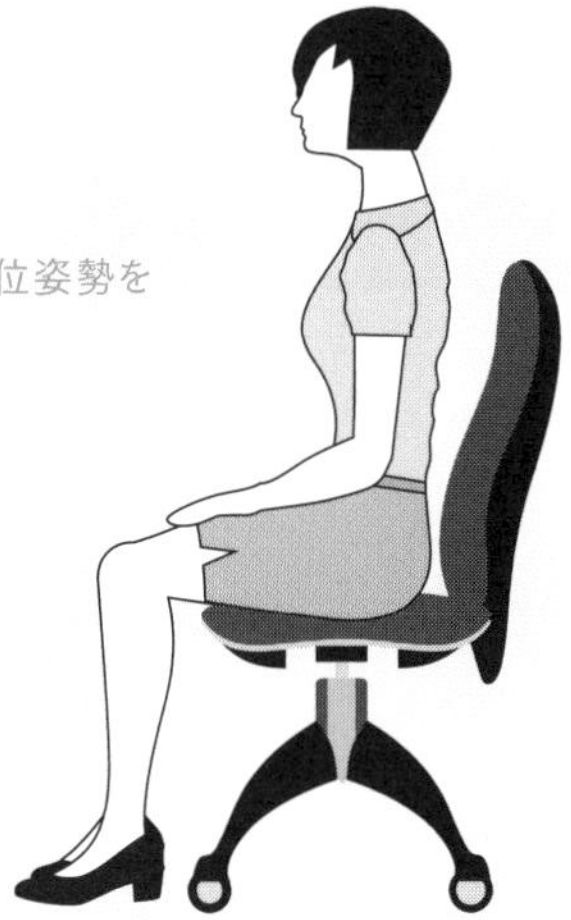

① 正しい座位姿勢をとります。

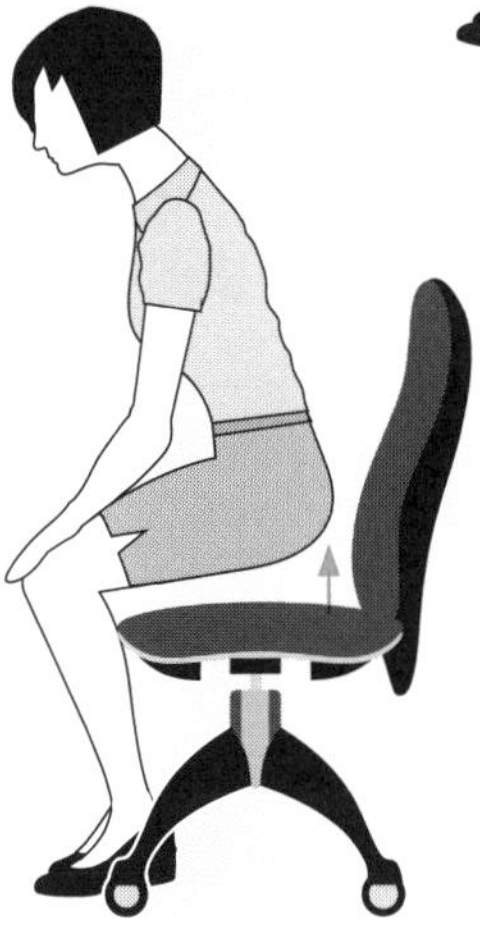

② その状態から重心を前に傾け、お尻を椅子から少しだけ離して空気椅子の状態で10秒キープします。
この時、手は膝上に軽く添えて太腿の筋肉がはたらいているのを感じましょう。
3セット繰り返すと効果的です。

足の付け根の筋トレ

①〜③を
2セット
25秒

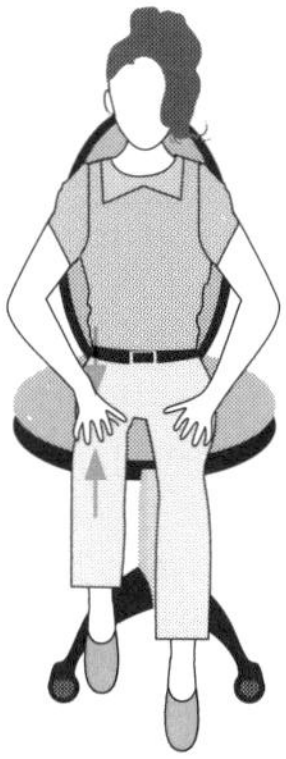

① 椅子に座って正しい座位姿勢をとり、片足を垂直に上げます。息を吐きながら足と手で5秒間押し合います。もう片方の足も同様に。

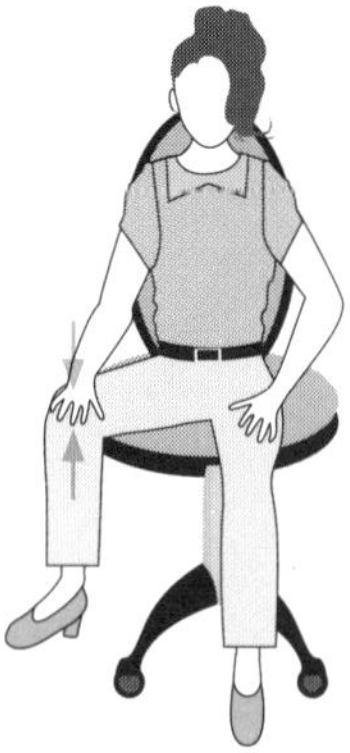

② 片足を横に開いて垂直に上げ、息を吐きながら足と手で5秒間押し合います。終わったら逆の足に替えてもう一度。

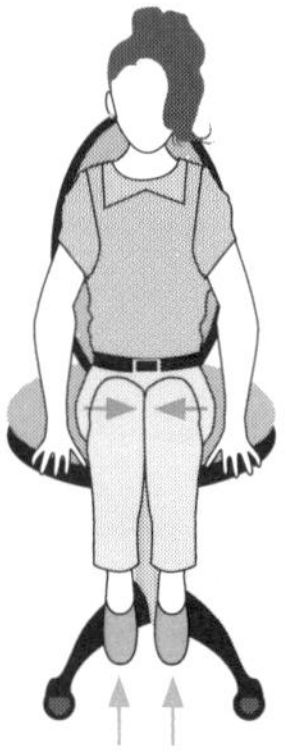

③ 椅子の座面に手のひらを下にしておき、両足をそろえて膝を上げます。このとき足も地面から浮かせます。そのまま左右の内もも同士で5秒間押し合います。

足の付け根の柔軟性を上げるストレッチ

左右30秒 1分

① 椅子に浅く斜めに、もしくは横向きに座り、外側の足を後ろに伸ばします。

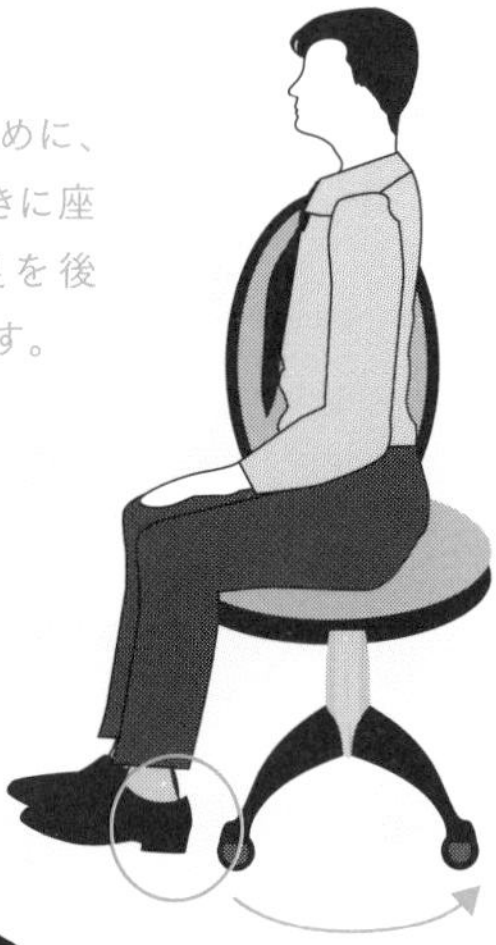

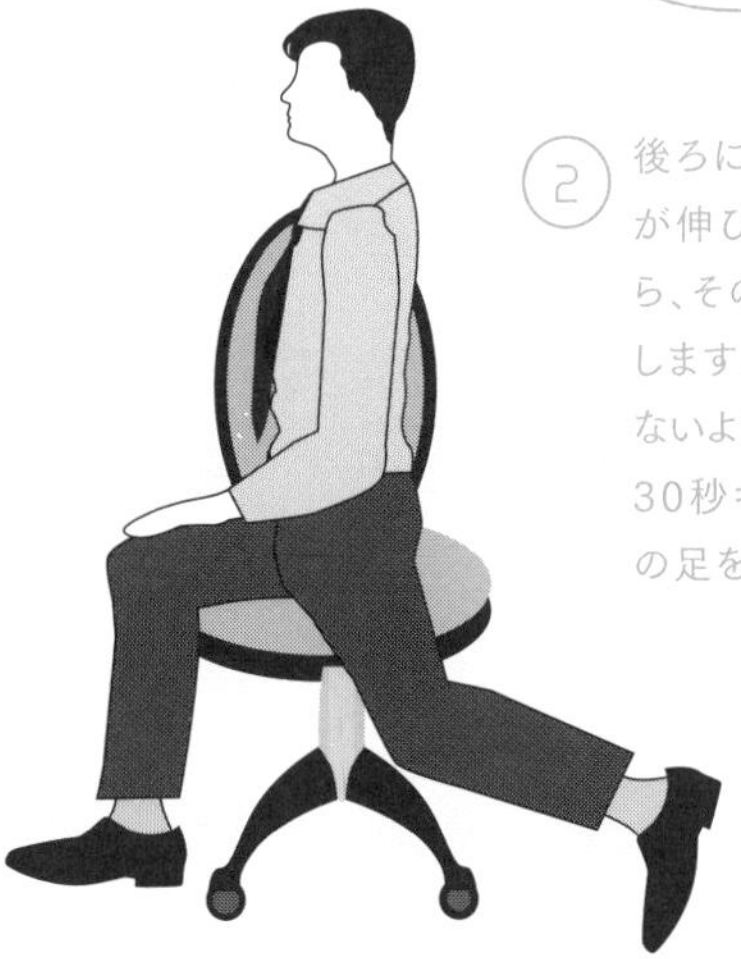

② 後ろに伸ばした足の付け根が伸びているのを感じながら、そのままの状態をキープします。このとき、腰を反らさないように注意しましょう。
30秒キープしたら、反対側の足を同様に伸ばします。

太腿の裏と背中の柔軟性を上げるストレッチ

左右30秒 1分

① 椅子に浅めに座り、両足をそれぞれ斜め前、外側に投げ出します。このとき、足首は90度に曲げ、爪先は天井に向けます。

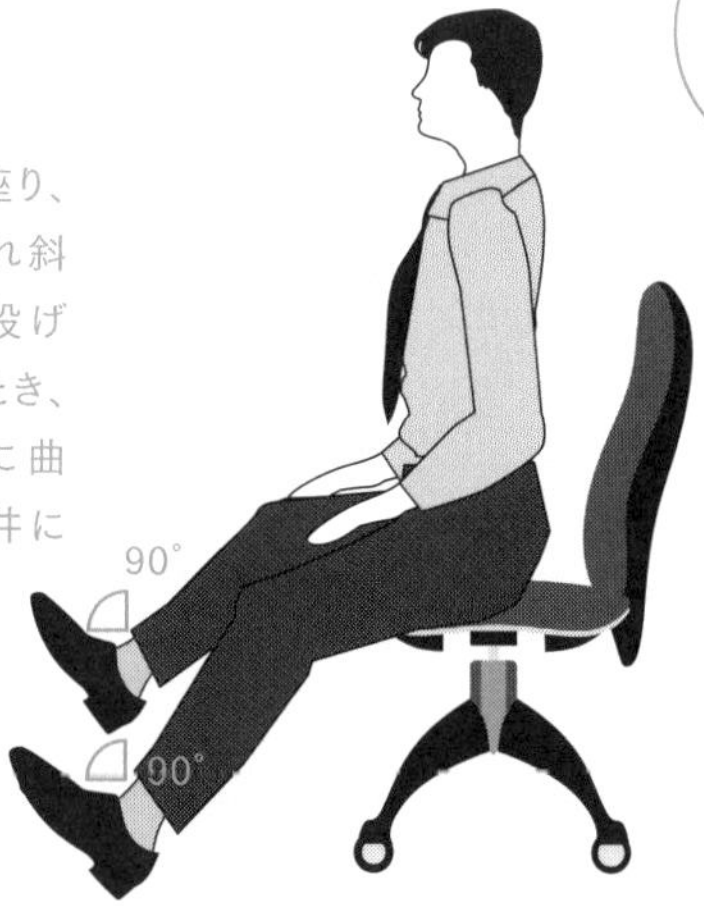

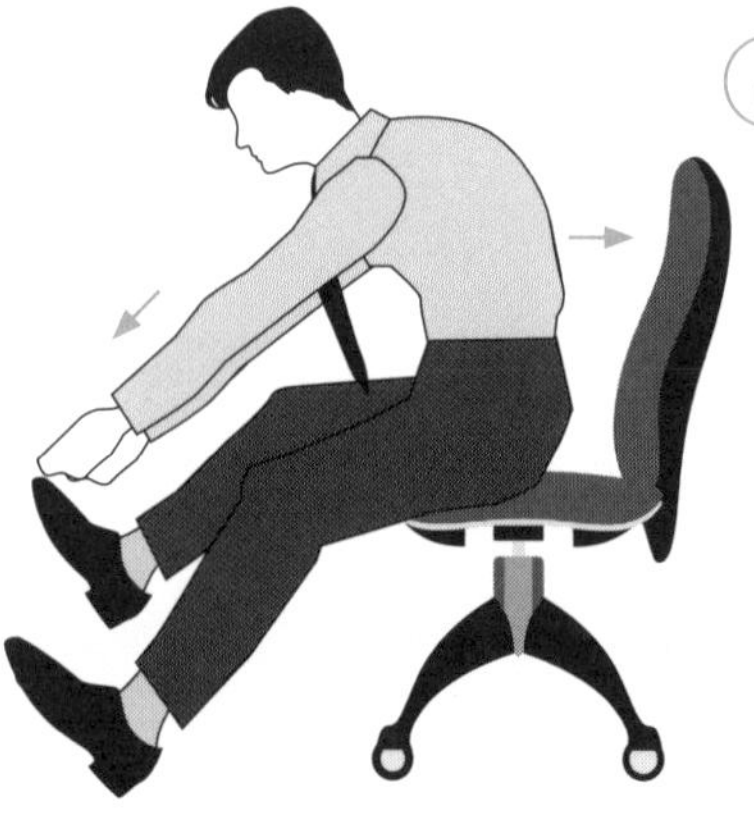

② 片足ずつ、爪先に向かって上体を倒していきます。指先は爪先方向にできるだけ遠くに伸ばし、逆に腰は後ろに引くイメージで息を止めずにそのままの状態で。左右30秒ずつキープしましょう。

ふくらはぎの
柔軟性を上げるストレッチ

①②を
5セット
50秒

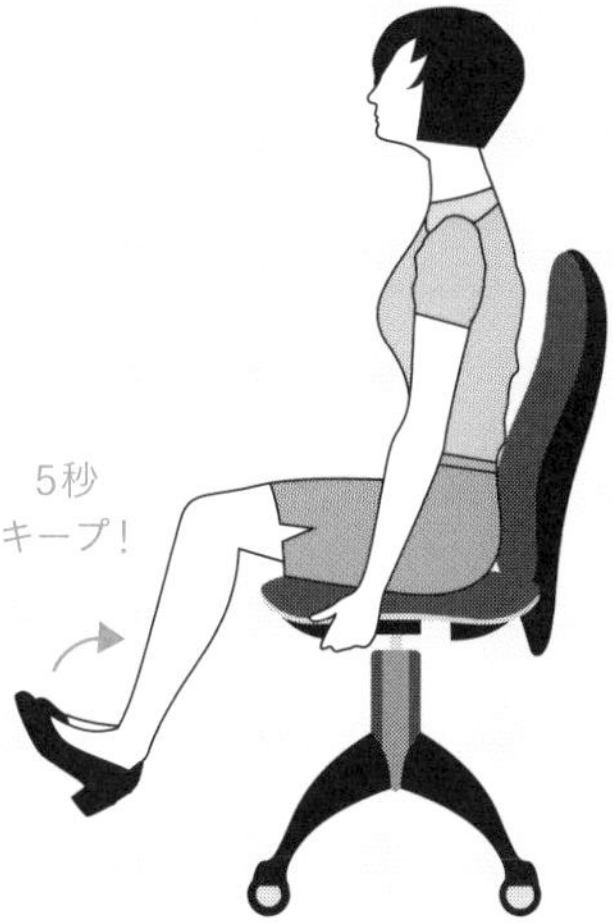

①

正しい座位姿勢をとり、足の甲が脚のすね側に近づくよう足首を曲げます。

いけるところまで曲げたら、さらに脚のすね側に近づけるように力を入れてそのまま5秒キープします。

②

次は逆に足首を伸ばして、爪先立ちの状態にします。精一杯上げた状態から、さらに上げるように力を入れたらそのまま5秒キープします。

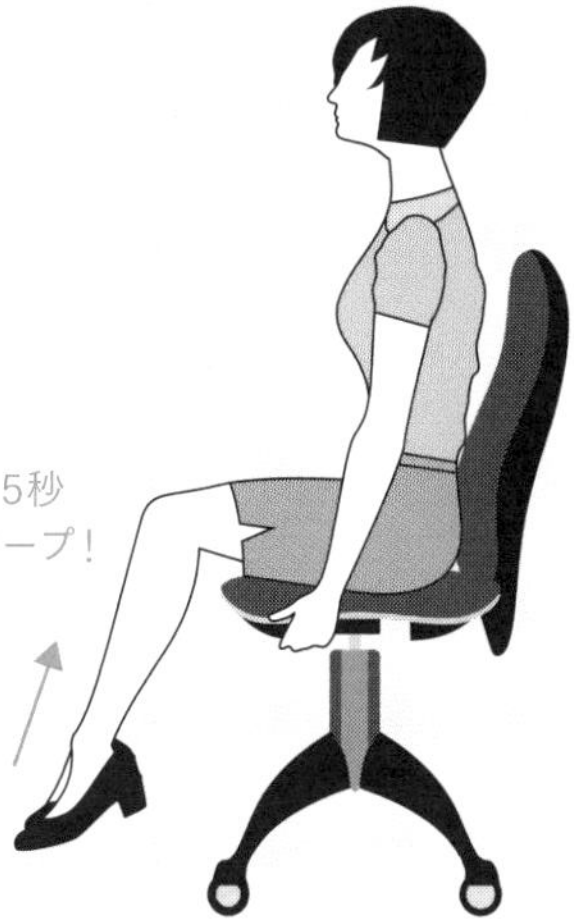

5

血行を促進して症状を予防する
耳マッサージ&ツボ押し

内耳にアプローチする「くるくる耳マッサージ」

天気痛と耳は、とても密接な関係にあるとお伝えしました。

気圧が変化すると、耳の奥にある内耳の気圧センサーが変化を感じ取り、自律神経を通じて、体に気圧の変化に備えるように伝えます。しかし、人によっては過敏に反応しすぎてしまい、痛みやめまいなどの症状を引き起こします。

そして内耳の血行が悪くなると、気圧センサーが狂いやすくなります。実際、内耳の血行が悪いと、天気痛などの痛みが出やすいという研究結果もあります。血流が低下して内耳がむくんだりすると、自律神経にも影響を及ぼし、気圧の変化が痛みとなるように反応してしまうからです。

そこで、内耳の血行を促進する「くるくる耳マッサージ」を紹介します。

くるくる耳マッサージ

約
40秒

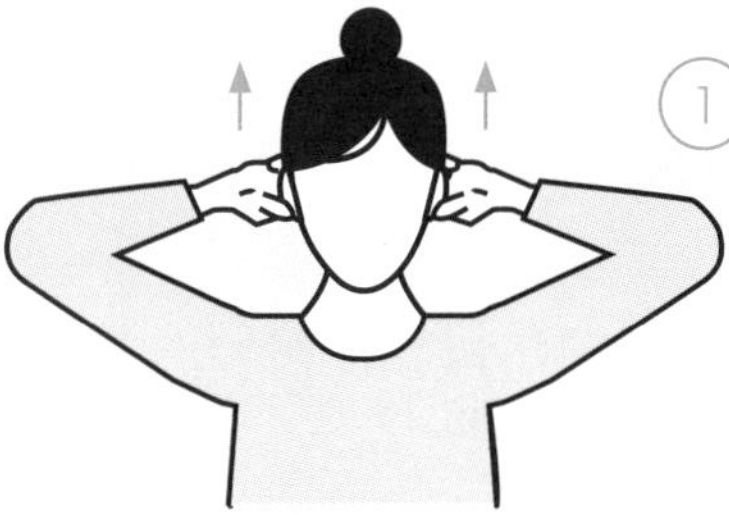

1 両手の親指と人差し指で、それぞれ両耳を軽くつまみ、上に向かって5秒ひっぱります。
同様に、横（外側）方向に5秒、下方向に5秒ひっぱります。

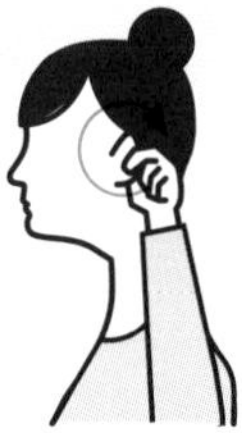

2 両耳を軽くつまみ、横（外側）にひっぱり、後ろ回りで5回、ゆっくりと回します。

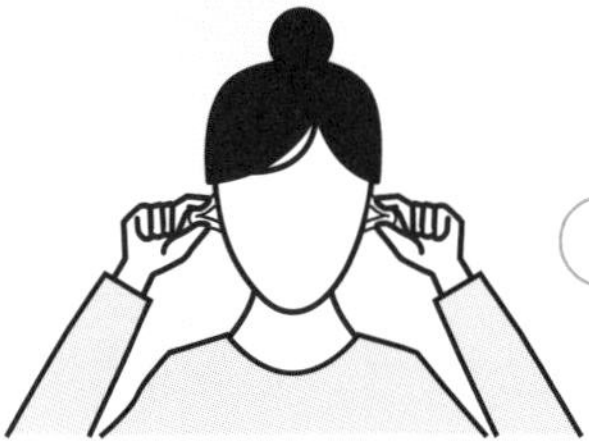

3 耳の上部と耳たぶをくっつけるように半分に折り曲げ、5秒キープします。

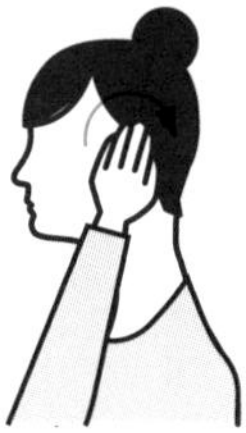

4 手のひらで耳をおおい、耳を軽く押さえ、後ろ回りに5回、ゆっくりと回します。

くるくる耳マッサージは、①〜④まで行っても、たった1分程度です。いつでも、どこでも簡単にできるので、ぜひだまされたと思ってやってみてください。

耳や、耳のまわりをほぐすだけでも、内耳の血行がよくなります。マッサージの前後で、鼓膜の温度が明らかに違うという実験結果も出ています。

また、内耳の中にあるリンパ液の流れもよくなります。天気痛の症状が出る人は、このリンパ液の流れが低下してむくんでいる傾向がありますから、くるくる耳マッサージで、むくみを取るようにしましょう。

人によっては、すぐに劇的な改善に結びつかないかもしれませんが、朝昼晩3回、ぜひ毎日、このくるくる耳マッサージを試してみてください。

また、時間に余裕があるときは、ホットタオルで耳を温めることもおすすめです。電子レンジで簡単に用意することができるので、ぜひやってみてください。

まずハンドタオルを用意し、水でぬらして軽くしぼります。しぼり方が弱くて水分が多いと熱くなりすぎてしまい、しぼり方が強いと温度が低くなるので、何度か試して、しぼり方を調節してください。

次に、しぼったハンドタオルを耐熱袋に入れるか、ラップで包み、電子レンジで1分ほど加熱します。

熱さに注意しながら袋やラップからタオルを取り出し、タオルを耳にあてます。

ホットタオルで耳のまわりを温めることで、血流がよくなり、リラックス効果も生まれますから、特に冬の寒い時期や、夏でもエアコン環境の中で体が冷えているときは、耳を温めてみてください。

ツボ押しで症状を軽減させる

私は、西洋医学だけでなく、東洋医学の処方も積極的に取り入れています。そのなかでも簡単にできる天気痛対策としておすすめなのが、ツボ押しです。ツボは自分の指で押すだけなので、いつでもどこでも簡単にできます。親指の腹で、ぐーっと押して離すというのを何回か繰り返します。

マッサージ同様、**ツボ押しは血行が改善され、頭痛やめまいなどの症状も軽減されます。**調子が悪くなってきたなと感じたら、ぜひツボを押してみてください。

ただ、同じところを、同じように押していると刺激に慣れてしまい、効果も弱くなってくることもあります。鍼灸師の若林理砂先生によれば、親指の腹で押すだけでなく、爪楊枝の根元で押したり、ツボの上に米を1粒置き、絆創膏で固定するなど、刺激方法を時々変えるといいとのことです。
それでは、天気痛によいいくつかのツボを紹介しましょう。

耳の周辺のツボ

まず、耳の周辺には、頭痛やめまい、自律神経の乱れを整えるツボが集まっています。耳の後ろを触ってみると、頭蓋骨がでっぱった部分があるのがわかると思います。これを乳様突起《にゅうようとっき》と言います。この乳様突起は中耳《ちゅうじ》までつながっているため、中耳炎を起こすと、乳様突起まで炎症を起こして痛くなることがあります。

また、乳様突起から、首の太い筋肉である胸鎖乳突筋が始まっているので、乳様突起の周囲の筋肉をほぐすことで、首のこりや肩こりにも効果があります。

乳様突起付近にあるツボで、一番有名なのは「完骨《かんこつ》」です。完骨は、乳様突起のすぐ後ろのくぼんだところにあり、頭痛、めまい、首のこり、眼精疲労にも効くと言われています。

乳様突起のすぐ上にあるくぼみ「頭竅陰《あたまきょういん》」は、血液循環の機能を助け、平衡感覚を整えるツボです。頭痛、めまい、立ちくらみ、耳鳴りなどに効果があります。
　耳たぶの後ろにある「翳風《えいふう》」は、顔面神経麻痺に効くとして知られていますが、頭痛のほか、めまい、耳鳴りや難聴など、耳の不調にも効果があります。また、翳風も胸鎖乳突筋とつながっているので、翳風をほぐすことで、肩こりなどをやわらげてくれます。

　また、耳の外側だけでなく、耳の内側にも頭痛やめまいに効くツボがたくさんあります。神門《しんもん》は、神様が入ってくる門と書きますが、自律神経を整えるツボとして有名です。睡眠不足、ストレスなどを緩和します。他にも、耳の穴の横の軟骨部分は「頭痛帯」と言われ、こちらも頭痛を軽減すると言われています。

　ツボ押しは、ピンポイントで押さないと効果がないと思われる方がいるかもしれませんが、そんなことはありません。**多少ずれていても問題ありません。**ツボの場所がよくわからないという方は、くるくる耳マッサージでもよいでしょう。耳全体を刺激することで、結果的にツボも刺激されます。

耳の周辺のツボ

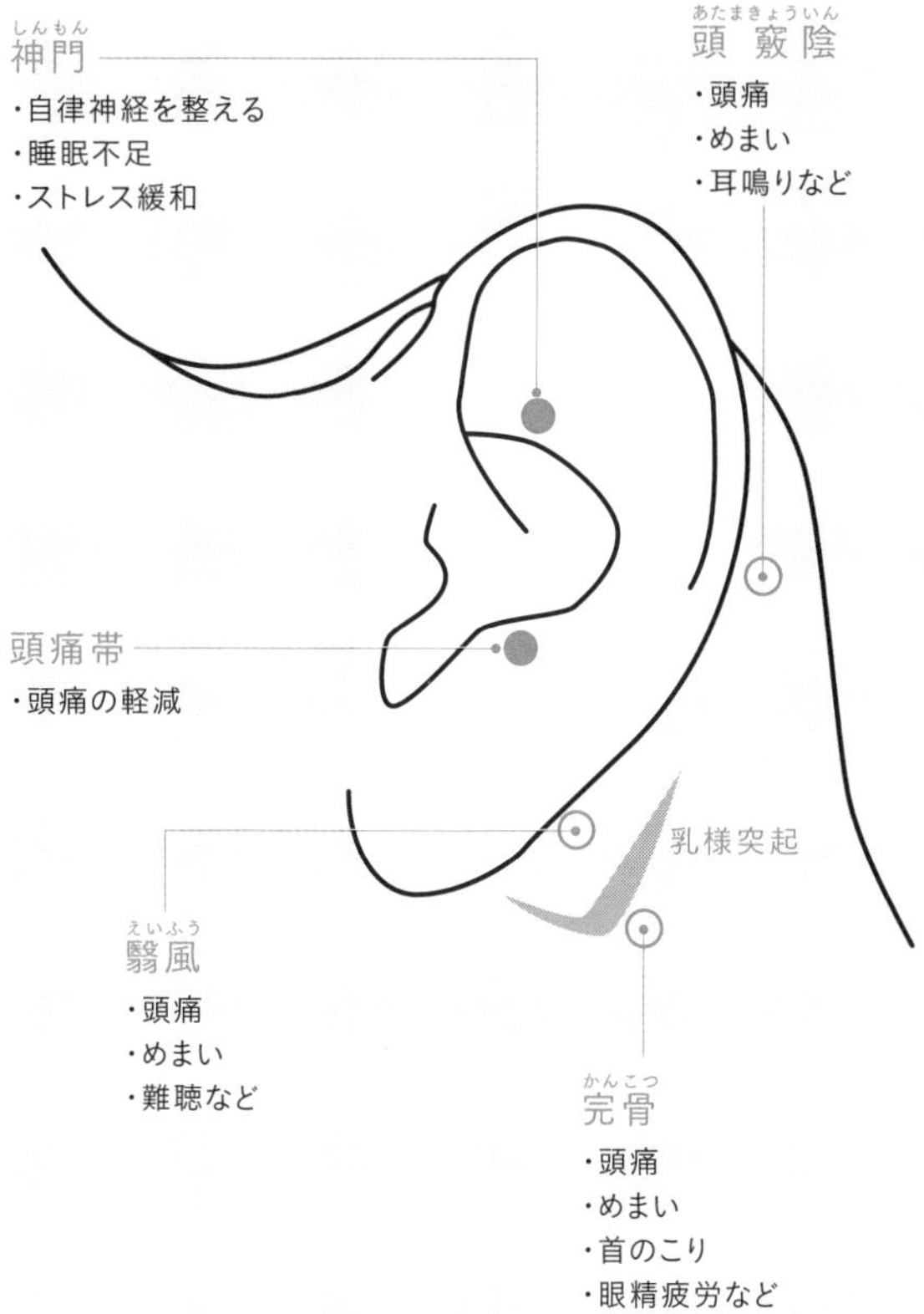
神門《しんもん》
・自律神経を整える
・睡眠不足
・ストレス緩和
頭竅陰《あたまきょういん》
・頭痛
・めまい
・耳鳴りなど
頭痛帯
・頭痛の軽減
乳様突起
翳風《えいふう》
・頭痛
・めまい
・難聴など
完骨《かんこつ》
・頭痛
・めまい
・首のこり
・眼精疲労など

手足のツボ

耳のまわり以外にも、天気痛の症状に有効なおすすめのツボがあります。

手首の内側にある「内関《ないかん》」は、自律神経を整え、ふらつきやめまいなど、酔い止めに効果があるといわれるツボです。

私たちの体は、耳の奥の三半規管にあるリンパ液の流れで体の傾きや回転を感じ取っています。しかし、過剰なゆれやスピードで、自律神経が過剰に反応し、乗り物酔いを起こします。そのため、日本で販売されている酔い止め薬は、ほとんどの薬に、この自律神経の興奮を抑える成分が入っています。

「内関」は、手首の内側にあり、手の付け根から指3本分下のところにあります。指で押してみて、響くような感覚がある場所が内関です。

このツボは、左右、両方の手にありますが、ツボの位置が体調によって変化したり、左右差も見られます。痛いと感じるほうや、重だるいと感じるほうの手を重点的に押すようにしましょう。天気痛の症状が出てから押すのではなく、**天気痛の予兆の段階でツボを押す**ことをおすすめします。

「厲兌《れいだ》」は、足の人差し指にあるツボです。ちょうど爪の外側あたりにあります。このツボも、左右、両方の足にあります。

厲兌は、もともと胃炎に効くと言われているツボで、ストレスからくる胃の痛み、吐き気、悪寒、むくみなどに効くツボです。ここを押して痛みを感じる人は、胃腸に問題を抱えているかもしれません。

厲兌は、指で押してもいいですが、痛みを感じる人は、次に紹介する「ペットボトル温灸」もおすすめです。

足の指のまわりには、目や鼻の症状に効くツボが集まっています。左右、痛みを感じるほうの足を中心にケアをしましょう。

耳以外のツボ

内関《ないかん》
・自律神経を整える
・めまいの改善
・酔い止め

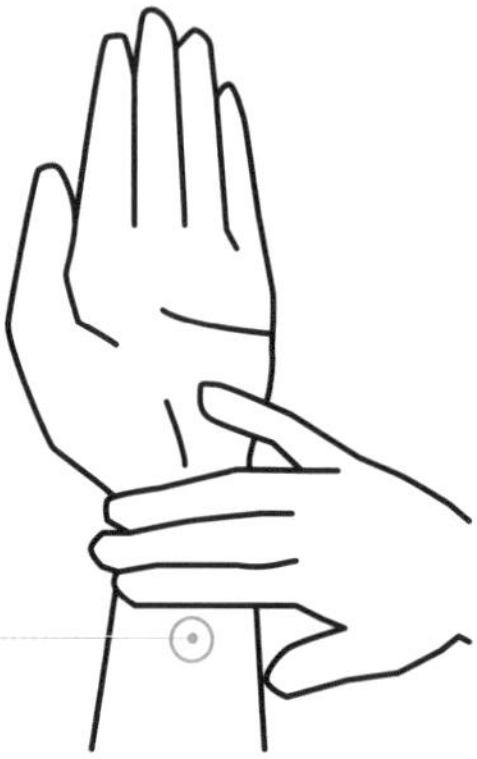

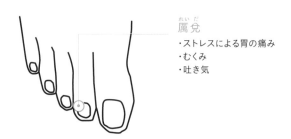

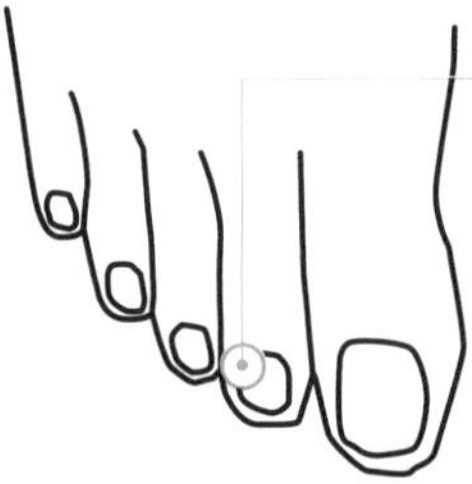

厲兌《れいだ》
・ストレスによる胃の痛み
・むくみ
・吐き気

手軽に自分で灸を施せる「ペットボトル温灸」

ツボは、手で押してもかまいませんが、ペットボトルを使った温灸もおすすめです。これも、私とともに天気痛の治療に取り組んでいる、鍼灸師の若林理砂先生が考案した方法です。

ホットドリンク用の350mLの空ペットボトルを用意し、水を100mL入れます。そして熱湯を200mL加えます。この時、必ず水を先に入れてください。ふたをしっかり閉めれば完成です。

準備ができたら、ペットボトルをツボのあたりに3～5秒押し当てます。「アチッ」と感じたら、ペットボトルを離してください。これを10回程度繰り返しましょう。ペットボトルで押すだけでもツボ押し効果があり、さらに温まるので一石二鳥です。

外出時に天気痛の痛みが出たときには、ホットドリンクを購入し、耳の後ろを温めてあげたりしてもいいでしょう。

6

湿度や温度のストレスを減らす着るものの工夫

湿気と温度を、服でコントロールする

私たちの体は、天気が変化することによって、自律神経にさまざまな影響を受けています。本来、自律神経が正常に働いている人であれば、「気圧」「湿度」「温度」の3つの変化にうまく体を適応させることができます。しかし、自律神経が乱れていると、これらの対応がうまくできません。

現在、気圧の変化を防ぐような服というのはありません。ある意味、宇宙服がそうかもしれませんが、さすがに一般的ではありません。そこで対策としては、「湿度」と「温度」をキーワードにし、自律神経に悪影響を及ぼさない服を選ぶことが第一となります。

夏や梅雨時は、湿気の多い時期ですので、湿気を逃がす通気性のよい素材の洋服を着るようにしましょう。気温が高くなると、私たちの体は、汗をかいて体を冷やそうとします。その汗は、水蒸気となって蒸発しますが、通気性の悪い服を着ると、その熱や汗が服の中にこもってしまいます。

昔から、通気性や吸水性、速乾性に優れた素材として知られているのは、麻（リネン）です。麻には熱と湿気を取り除く性質があり、触るとひんやりします。化学繊維でも、通気性や吸水性に優れた素材も多く開発されていますから、そういった素材の機能性インナーもおすすめです。

また、水分は下のほうに溜まっていく性質があるので、シャツの裾を外に出すだけでも、ずいぶん通気性が良くなります。他にも、首元が開いた服、袖などもゆったりとしているデザインの服を選ぶとよいでしょう。

外気にさらされる「3首」で調整する

冷えが気になって、何枚も服を重ね着したり、靴下を3重にも4重にもはいたりしている人がいますが、自律神経の乱れを改善するという観点では逆効果になってしまいます。なぜなら、温度調節を服に頼ってしまうことで、体が自己調節機能をサボってしまうからです。

そこで、おすすめなのが、ポイントをしぼって温めることです。

先ほどもお伝えしましたが、大切なのは、3つの首（首、手首、足首）を冷やさないことです。

これらには、いずれも太い血管が走っており、さらに外気にさらされやすい場所です。そこで、ここを温めることで、冷気が体の中に入っていくのを防ぐことができます。逆に、夏や梅雨時期に湿気を逃がしたいときは、この3つの首の通気性をよくすればいいのです。

マフラーやスカーフ、ネックウオーマーなど使って首元を温めていれば、他のところが少々薄着でも保温がしやすくなります。

また、人間は、足の裏と手のひらが体温を調整するために重要な部分になっています。例えば手袋をするだけでも保温になりますし、足は足首を一緒に温めることを意識すれば、何枚も靴下を重ねる必要はありません。レッグウオーマーと靴下の組み合わせで冷えを防ぎましょう。

家の中でも冷えを感じている方は、常に首に巻きものをしてもよいでしょう。また寝ているときの格好も、夏でも半袖半ズボンにせずに、長袖長ズボンにする。さらに速乾性があり、熱がこもりにくい生地のパジャマを着るようにしましょう。

もちろん、人によっては、長ズボンではとても眠れないという人もいることでしょう。そういう方は、その人なりの体温調節パターンがあるので無理強いはしませんが、「半袖半ズボンなのに暑い」という人や、「パンツ1丁でも暑くて寝られない」という人は、ぜひ、長袖長ズボンを試してみてください。

また、下半身に水が溜まりやすい人や、むくみが生じやすい人は、下半身を冷やさないことが大切です。

「水が溜まる」というのは、足に血液が溜まったり、血液から染み出した水分が足の筋肉や皮膚の間に溜まったりすることです。そうなった状態では、血流が滞ってしまいます。心臓からの温かい血液がなかなか流れないのですから、血液がどんどん冷たくなり、冷えの原因となります。

例えばオフィスでも、場所によって温度が2~3度違う場合もありますから、足元が冷える場合は、膝掛けを利用するとよいでしょう。

室温と外気の差による不調に注意

夏は、外に出ると気温が高いですが、室内は冷房が効いていてキンキンに冷えていることがあります。また、冬はその逆で、外気は寒いのに、電車の中や職場はガンガンに暖房が入っていて蒸し暑いことも多いです。

このような急激な気温差は、体調不良の原因となります。

そこで、できるだけ気温差のないように、エアコンや服で体温調節をしてから、外に出るようにしましょう。

例えば、急に外の暑い場所に出る場合、自宅ならば1回冷房を切って室温を上げ、5〜10分ほど体を暑さに慣らしてから外に出ます。職場であれば、カーディガンや膝掛けなどで、少し体を温めてから外に出るようにしましょう。体が冷えたまま暑いところに出ると、熱中症のようになってしまいます。

寒い季節に暖房が効いた屋内から寒い場所に出るときにも、暑い季節と同様に外の気温に慣らしていきます。自宅の場合は、まず暖房を切ってから洋服を着替えるくらいでちょうどよいでしょう。職場でも、1枚上着を脱いで、5～10分ほど慣らすようにしましょう。

どちらも、**ドアを開けた途端に気温差が起きないように、徐々に体を慣らしてから出入りする**のがポイントです。

ヒートショックという言葉を聞いたことがある人も多いと思いますが、温度の急激な変化は、脳梗塞や心筋梗塞を引き起こす場合もあります。高齢者が入浴後に亡くなるのは、多くはこのヒートショックが原因です。

私たちの体は、寒いと血管が収縮して血圧が上昇し、逆に暑いと血管が拡張して血圧が低下します。めまいや立ちくらみも、ヒートショックの軽度の症状のひとつです。職場や商業施設などは、自分でエアコンの調節はできませんから、できるだけ急激な気温差が生まれないよう、服で調節をするようにしましょう。

着圧ソックスで筋肉をサポートする

人間の体の中で、一番冷えやすいのは下半身です。その理由は、足の裏を通じて「冷え」が上がってくるからです。ですから、足は、最初の防波堤のようなものです。足の温度を下げないようにすることが大切です。

また、足は、心臓から最も遠い場所にあります。他の動物と違って、人間は四つ足ではなくて二本足で立っているので、地面から心臓までの高さが、他の四つ足動物よりも高くなります。そのため、心臓というポンプから押し出された血液が体中をめぐるとき、足まで来た血液は、重力に逆らって心臓という高い位置まで戻らなくてはいけません。しかし、心臓から押し出された血液は、心臓から100ぐらいの圧力で出たとしても、重力の関係もあり、足先にいくにつれて圧力は下がっていきます。そして、足先に届いた血液の血圧は、ほとんどゼロになっています。

では、そこから、どうやって心臓まで引き上げるのでしょうか？　それは足の筋肉を使って、ポンプのように血液を上に持ち上げていくのです。「ふくらはぎは第2の心臓」と言われるのは、それが所以なのです。

血管には心臓から体のすみずみに送りこまれる動脈と末端から戻ってくる静脈があります。体の末端の毛細血管にまで送られた血液を心臓に戻している静脈は、再び末端にまで血液が行かないよう弁があります。そして筋肉というポンプの力を借りて末端の血液を一生懸命心臓まで戻しています。

しかし、いくら弁で逆流を防いでいても、運動不足で筋肉がなくなってくると、ポンプの働きが悪くなりますから、足に血液やリンパ液などの水分が溜まります。血液の60％は静脈系に溜まっていますので、それが足に溜まって、温かい血液が行かなくなれば、当然、体は冷えてしまいます。

そこで足をしっかりと温かくしておく必要があるわけです。足を温かくすることで血行をよくし、心臓に血液を戻すことが大切なのです。

また、おすすめなのが、筋肉の代わりの働きをする着圧ソックスです。もちろん、一番重要なのはウオーキングや筋トレなどで、足をはじめ体に筋肉をつけることですが、着圧ソックスをはけば、足に水分を溜めにくくすることができます。

日中、着圧ソックスをはくことで、血液・リンパ液といった水分を足に溜まりにくくし、余計な水分を、尿として排出することができます。水分を出せば、むくみなども解消されます。

もし、下半身に水分が溜まったまま、寝てしまうと、足に溜まっていた余分な水分が、頭のほうに上がってくるので、朝起きたときに顔がむくんだり、手がむくんだりします。さらには、頭の血管が拡がって頭痛が出ることもあります。

ですから、天気痛予防や天気痛の症状を改善するには、昼間に着圧ソックスをはいて、家に戻ったら脱ぐという方法がおすすめです。

なぜなら、夜に着圧ソックスをはいたまま寝ると、頭のほうに水が行くように、着圧ソックスで余計に圧をかけていることになりますから、さらに体調が崩れる原因となります。

夜間、夜用の着圧ソックスをはいて寝ている女性も多いかと思いますが、朝、起きたときに足は細くなっていても、顔がむくんでしまうという人は、日中のみ着圧ソックスをはくようにしましょう。

また、足のむくみを解消するために、夜、足を上げて寝る人もいます。しかし、これも頭が痛くなる原因になりますので、できるだけ避けたほうがいいでしょう。そして最終的には、筋力をつけ、筋肉が自前の着圧ソックスになることを目指していきましょう。

7

睡眠の質を上げる入浴

入浴で副交感神経のスイッチを入れる

私たちは、日中、活動しているときには、交感神経が優位に働いています。お風呂に浸かることで副交感神経が優位になり、1日の疲れを癒やし、リラックスをして質のよい睡眠をすることができます。

普段シャワーで済ませている人も、ぜひ湯船に湯を張って、ゆっくりと浸かってください。

ただし、熱い温度の湯船に浸かると、逆に交感神経が優位になってしまいます。朝、目覚めを促すために熱いシャワーを浴びるのはいいですが、夜、寝る前に入るお風呂は、ぬるめの温度がポイントです。

具体的には、夏は38度から40度の間、冬は40度から41度程度が目安です。間違っても、42度以上のお湯にいきなり入らないようにしてください。先にヒートショックの話をしましたが、一軒家などで、寒い脱衣所から熱い湯船に入り、心臓に一気に負担がかかって血圧が上がり、お風呂でショック死をされる方が年間何千人といらっしゃいます。

ですから、いくら若くても、冬場など寒い外から帰宅してすぐに湯船にドブンと浸かると、心臓に対して相当な負担となります。

ものすごく体が冷えてしまっているときでも、すぐに湯船に浸かるのではなく、先に体を洗い、だんだんと体温が上がってきたところで浸かるようにしましょう。

また、湯船に浸かる時間は15～20分がいいと言われています。これくらいの時間、湯船に浸かると体が芯まで温まります。

時間のあるときであれば、半身浴で発汗を促すのもよいでしょう。ただし、冷え性の人は、半身浴をすると、お風呂上がりにかえって体が冷えてしまうことがあるので、体質や体調によって入浴温度や入浴時間を調節するとよいでしょう。

寝る1〜2時間前までには入浴を終わらせる

良質な睡眠をとって自律神経を整えるためには、入浴をするタイミングも大切です。できれば入浴は寝る1〜2時間前までには済ませておくようにしましょう。

なぜなら、低めの温度の湯に浸かり、うまく副交感神経に切り替わっていれば問題がないのですが、入浴によって交感神経が興奮したままの人もいるからです。

「お風呂に入ってせっかく温まったのに、妙に頭が冴えて眠れない」という経験はないでしょうか？

人間は体が温まると眠くなる、というイメージがありますが、**眠くなるのは体が温まったタイミングではなく、1回上がった体温が下がるタイミング**なのです。ですからこのタイミングで寝ると、スムーズに入眠することができます。

これは、どういう仕組みかと言いますと、まず、ややぬるめの湯に入浴して20分ぐらい経つと、体が芯まで温まります。そして、湯船から出て、湯よりも低い温度の外気に触れると、体温が逃げないように、皮膚の血管が収縮します。この時に、寒い格好をしていると、血管が収縮しないうちに体の熱が放出され、体の芯まで冷えることになります。スーパー銭湯や温泉などで、せっかく温まったのに冷えてしまうのは、こういう理論です。

お風呂上がりに、寝間着の上に1枚羽織るなど、温かい格好をしていると、体の中にこもっている熱がゆっくりと放出され、中の体温が徐々に下がって眠くなります。よく、赤ちゃんが眠くなると皮膚が温かくなってきますが、内側の熱が外に逃げはじめているから外側の皮膚が温かくなるのです。

このプロセスを踏むために、寝る1～2時間前まではお風呂に入り、体が入眠の準備ができるようにしましょう。

炭酸浴が体を温める

心地よい眠気を誘うためには、まず体の中の体温を、きちんと上げておくことが大切です。いろいろな研究から、炭酸水は、真水と比べて人間の体内の中心温度（核心温度）を上げることがわかっているので、炭酸浴もおすすめです。

浴槽の中に炭酸による泡が出せる機械を取り付けたりする方法もありますが、炭酸入りの入浴剤でも十分効果があります。

炭酸浴をすると、なぜ体内の核心温度がより早く上がるのでしょうか。それは、皮膚の表面に炭酸が触れると、皮膚の血管が拡張し、お湯の温度がそのまま血液に伝わるからです。炭酸入りのお湯に手を入れると、お湯に入れたところまでが赤くなりますが、炭酸が触れていない部分は、血管は拡張しません。

炭酸浴であれば、お湯の温度が低くても、体の芯まで温まります。これは「ふく射熱」と言い、炭酸から発せられる赤外線が体を温めるからです。遠赤外線効果で焼き芋の中までホクホクになるのと同じです。

また、入浴時間は、真水のときよりも5分ほど早くてもかまいません。

ただし注意点として、自律神経失調のある方は、血圧を下げすぎてしまうことがあるので、立ちくらみやめまいなどがひどい場合は、炭酸浴の入浴を控えてください。

体を芯から温め、自律神経を整えるためには湯船に浸かるのが一番効果的ですが、日によっては、お湯に浸かれない場合もあるかもしれません。

シャワーだけでは、どうしても交感神経が高いままなので自律神経を整えることは難しくなります。

あえてシャワーだけでなんとかする場合は、**首の後ろ、肩、手首、足首などの「3首」を重点的に、少し熱めのシャワーを当てるといいでしょう。**特に下半身は冷えがちなので、ふくらはぎから下に熱いお湯を当ててください。

また、洗面器に少し熱めのお湯を入れて、足湯をするのもおすすめです。足湯は、副交感神経が優位になるので、リラックス効果も期待できます。

入浴がどうしてもできないという場合は、ストレッチやマッサージで体温を少し上げるだけでも、同じような効果を得られます。

サウナで自律神経を鍛える

サウナで汗をかくのが好きという方も多いと思います。

サウナを利用するときは、熱くなるとサウナから出て冷水をかけ、再びサウナに入って汗をかくということを何回か繰り返すと思いますが、これは、ある意味、自律神経を鍛えているようなものです。

サウナに入っている最中は、汗をかくので交感神経が絶好調に働いている状態と言えますし、サウナから出て外気浴をすると、私たちの体は反動で、リラックスし、副交感神経が優位になってきます。また、冷水をかけることで、血管が縮み、体の中の熱が外に逃げるのを遅らせてくれます。

冷水で熱の放出を防ぐ原理を応用すると、たとえサウナに入らなくても、お風呂から上がる前に、足に冷たいシャワーをかけるだけでも自律神経を鍛えることができます。こうすると血管が縮み足から熱が逃げるのを防ぐので、冷え防止にもなります。

日頃から汗がかけないという人は、荒療治に近いですが、サウナに入ったり出たりを繰り返すと、だんだんと汗をかけるようになります。最初は全然汗が出なくても、何度かサウナに出たり入ったりするのを繰り返すうちに、汗がたくさん出てきます。

とはいえ、体の弱い人や高血圧の人、自律神経があまり強くない人が同じようなことをすると、命がけになってしまいます。ですから、最初は低温サウナ、ミストサウナ、岩盤浴などで、スローな汗をかけるようにすることから始めるとよいでしょう。

「汗をかく」ことは、自律神経を整える第一歩。毎日の入浴を上手に利用するようにしましょう。

8

自律神経を整える睡眠の習慣

「朝の太陽の光」が夜の眠りを左右する

「平日は睡眠不足になりながら仕事をし、その分、週末には昼まで寝溜め。眠る時間を戻せず睡眠不足のまま月曜日……」という人も多いのではないでしょうか。

睡眠リズムが崩れると、自律神経も乱れてしまい、天気痛の症状が出やすくなってしまいます。

睡眠リズムを整えるには、毎朝、必ず同じ時間に起きるというのが第一歩です。仕事がある日は朝7時に起きるのであれば、休日もプラス2時間以内、遅くても9時までには起きるようにしましょう。それが睡眠リズムを崩さないコツです。

先にもお話ししましたが、朝起きて太陽の光を浴びることで、刺激が脳に伝わりメラトニンの分泌が抑えられ、体内時計がリセットされます。そして、**光を浴びてリセットしてから14~16時間後に再びメラトニンが分泌されます。**

つまり、朝7時に起きると、夜の9時から11時ぐらいにかけてメラトニンが分泌され始め、睡眠の準備がされます。副交感神経が優位になり、脈拍や血圧、体温が下がり始め、眠気を感じるようになります。

もし、お昼頃まで寝ていると、睡眠の準備が整う時間は夜中や明け方になってしまいます。ですから、朝早く起きることが肝心なのです。

仕事などで前日にどんなに寝るのが遅くなったとしても、朝は同じ時間に起きるようにしましょう。どうしても日中眠くなってしまう場合は、昼間の休憩時間などに10分程度、お昼寝をするとよいでしょう。短時間でもすっきりします。

ただし、ここで15分以上の昼寝をしてしまうと、再び体内時計が狂ってしまい、夜に寝られなくなってしまうので注意してください。

起床の14〜16時間後に
睡眠の準備が始まる

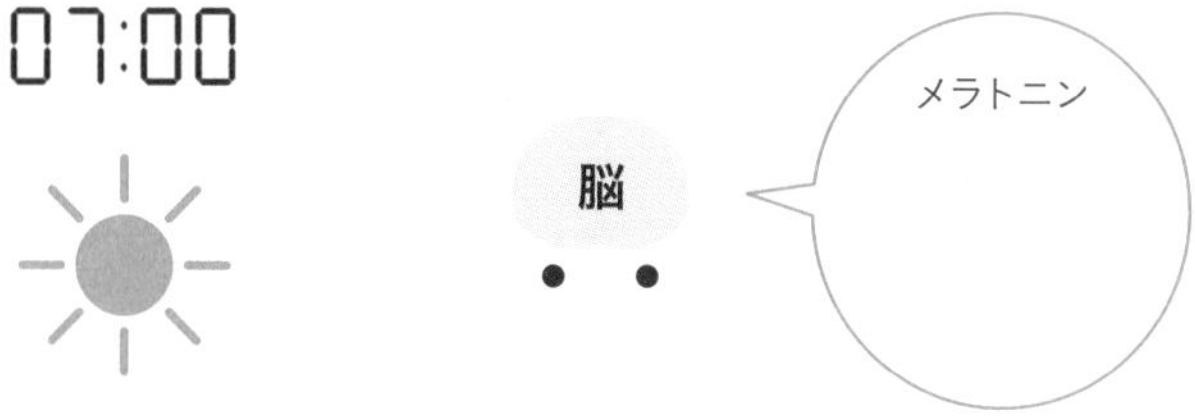

太陽の光を浴びると、睡眠ホルモン「メラトニン」の分泌が抑えられ、体内時計がリセットされる

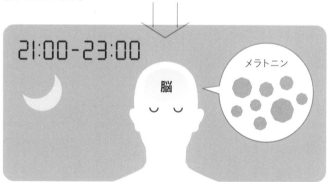

14〜16時間後に再びメラトニンが分泌され、副交感神経が優位になり、眠気が出てくる

もし寝るのが遅くなっても、
毎朝同じ時間に起きて睡眠リズムを整えよう

私が以前勤めていた職場では、正午になるとオフィスの電気が一斉に消え、午後1時になると再び電気がつきました。昼寝をしなくても、灯を消して目を閉じるだけで、昼寝と同程度の休息が得られます。

また、理想の睡眠時間についてはさまざまな意見があり、6～8時間とも言われていますが、睡眠時間よりも睡眠の質を上げるようにしてください。長く寝てもスッキリしないのは、睡眠の質が悪いからです。

睡眠時は、浅い眠りであるレム睡眠と深い眠りであるノンレム睡眠を繰り返していますが、睡眠時間数と関係なく、レム睡眠のときに目覚めるとスッキリします。

最近は、スマホアプリで、自分の睡眠状態を測れたり、スマートウォッチで睡眠の質を測れたりするものがあります。睡眠が浅くなったときに目を覚ましてくれるアプリや目覚まし時計もありますので、そういったもので自分の睡眠はどんなものなのか、一度見てみるのもよいでしょう。

気圧の変化による耳鳴りなどで夜中に目覚めてしまったり、翌朝、頭痛がして起き上がることができなかったりと、天気痛の症状で睡眠サイクルが乱れてしまっている方がいるかもしれません。

私は、そのような方へ「事前に天気痛予報（前述）を見て、翌日に天気痛注意や警戒が出ているなら、抗めまい薬や漢方薬など、予防的な薬を飲んで寝るように」と指導しています。

私たちの自律神経は、夜に眠っている間が一番無防備になります。そのタイミングで気圧の変化や温度の変化が体に入ってくると、非常にダメージが大きくなってしまいますが、**事前に薬を飲んでおくことで、眠っているときにも効果が出て、症状を予防することができます。**

自分にとって快適な環境をつくる

私たちは1日24時間のうち、3分の1から4分の1を睡眠にあてています。ですから、いかに睡眠時間を快適にするかも大切です。

例えば寝具選び。私たちは寝ている間に汗をかき、放熱をしています。そのため、汗を吸収し、その汗を放湿できるような寝具が適しています。羽毛布団は透湿性、吸湿性、放湿性にとても優れた素材です。また、綿布団も吸湿性に優れています。

敷布団は、ふかふかすぎると背骨のカーブが曲がりすぎてしまったり、腰が沈み込みすぎて寝返りをしづらくなってしまったりするので、適度に硬いものがおすすめです。

枕は自分に合った高さで、頭から首、肩にかけて自然なS字カーブがつくれるものを選びましょう。

部屋の温度は、夏は26度以下、冬は16度以上が理想と言われています。そして、快眠できる理想の布団の中の温度は33度前後とされています。

冬には電気毛布を使用している人もいると思いますが、一晩中つけっぱなしでは暑くなりすぎてしまうので、布団に入るときにスイッチを切るとよいでしょう。

他にも、アロマオイルを炊くなどしてもリラックス効果があります。

夜、寝る前のアロマとしては鎮痛効果のあるラベンダーが人気ですが、他にもカモミールやサンダルウッド、イランイランなども神経の昂りを抑えるのに効果がありま す。自分の好きな香りを探してみてください。

また、ヒーリング効果のある音楽を聴いたり、セルフマッサージをしたり、ホットミルクなどの温かい飲み物を飲むなど、自分がゆったりと過ごせる環境をつくるのもおすすめです。

寝る前に栄養ドリンクや美容ドリンクを飲む人がいますが、栄養ドリンクにはカフェインやエフェドリンなど、脳を興奮させる成分が入っているものも多いので、そういったタイプのものを飲む場合は、午前中に飲むようにしましょう。

寝る1時間前から強い光を抑える

睡眠時は電気を消す人が多いと思いますが、寝る前から照明を暗くしているという人はあまりいません。

せっかく睡眠ホルモンであるメラトニンが分泌されても、煌々と光る照明に当たってしまえば、それが刺激となって、交感神経が優位になってしまいます。

交感神経を刺激しないように、寝る1時間ぐらい前から、照明の照度を落とすようにしましょう。フロアスタンドや、テーブルライト、フットライトなどホテルのような間接照明を利用するのがおすすめです。

電球や蛍光灯の色には、オレンジに近い「電球色」から青白い光の「昼光色」まで、いくつか種類があります。白い光は脳が冴えてしまうので、できれば電球色を選ぶとよいでしょう。

電気をつけないと寝られないという人もいますが、私たちは睡眠中でも光を感じるため、明るい部屋の中では、どうしても睡眠の質が下がってしまいます。

暗いのが苦手な方は、明るさが調節できる電気スタンド、特にタイマーで消せるものを使ってみることをおすすめします。

逆に、真っ暗な部屋でないと眠れないという人もいます。中には雨戸を閉めたり、遮光カーテンを利用したりしている人もいるでしょう。しかし、それでは朝起きたときに太陽光を浴びられないので、自律神経を整えるという意味ではおすすめできません。できればある程度太陽の光が差し込む環境で寝るようにしましょう。

他にも廊下やトイレの照明にも気を付けたいものです。夜中にトイレに起きて、照明が明るすぎて目が冴えた経験がある人もいるのではないでしょうか。夜、使う可能性のある室内にも工夫が必要です。

ぜひ、自分の部屋の照明を見直してみてください。

スマホやパソコン、テレビは寝る前には控える

寝る前に照明を暗くするのと同じ理由で、スマホやパソコン、テレビなどを見るのは控えましょう。寝付けないからといって、布団に入ってからスマホでＳＮＳや動画を見ている人がいますが、逆効果です。

スマホやＬＥＤ照明には、ブルーライトという光が含まれています。ブルーライトは、太陽光にも含まれている光で、体内時計をリセットする朝の目覚めに欠かせないものです。

ということは、夜にブルーライトを浴びれば、体内時計が狂ってしまい、寝付きを悪くしてしまいます。

コンビニや自動販売機などの明かりにもブルーライトが含まれているので、お風呂上がりでせっかく睡眠モードになっているのに、寝しなにコンビニに買い物に行くといったようなことは避けましょう。

また、ブルーライト以外にも、スマホやタブレットを控えてほしい理由があります。それは、面白い動画やSNSなど、脳への刺激が強いものが多いからです。続きが気になるようなコンテンツは、脳が興奮して目が冴えてしまいます。

昔は、眠れないときに「羊が1匹、羊が2匹、羊が3匹……」と、羊の数を数えるといいましたが、ああいった単調なもののほうが、眠気を誘うのです。

仕事が終わって、お風呂に入って、夜に大画面で映画を見るのが楽しみという人も多いかもしれませんが、刺激の強い内容のものは、朝、早く起きて見るなどするようにしましょう。

9

自律神経を整える食事術

朝食は必ず食べる

これまで長年、天気痛の患者さんを診てきましたが、「朝食を食べない」という人が少なくありません。自律神経を整えるためには、規則正しい生活が大切です。1日3食、バランスよく食事を摂ることが大切ですが、その中でも特に1日のスタートとなる朝食は、とても重要な役割を持っています。

自律神経は、日中は交感神経が優位となって活動的になります。そして夜、寝ている間は副交感神経が優位になり、リラックスをし、その日の疲れを回復しています。この1日の交感神経と副交感神経をコントロールしているのが体内時計となります。

しかし、この体内時計は1日24時間ぴったりではありません。人によっては24時間ちょっとであったり、24時間に満たない場合もあります。たとえ10分程度のズレであっても、毎日積み重なれば、どんどん時間がズレてしまい、さらに自律神経の乱れを引き起こしてしまいます。

この体内時計をリセットする役割を持っているのが、朝、太陽の光を浴びることと朝食を食べることです。

睡眠中は、メラトニンという睡眠ホルモンが分泌されます。しかし、朝起きて太陽の光を浴びると、メラトニンの分泌が抑えられ、眠気が覚めます。そして朝食を摂る**ことで、体内の温度が上がり、副交感神経から交感神経へと切り替えることができます。**

もちろん忙しい方が多いと思いますので、ヨーグルト1個、バナナ1本など、手軽に食べられるものから始めてみてください。朝にきちんとエネルギーを摂ることで、自律神経が自然と活動モードに切り替わりますので、必ず朝食を食べるようにしましょう。

ビタミンB群、鉄分、亜鉛、マグネシウムを積極的に摂取する

ビジネスパーソンをはじめとする現代人に不足しがちな栄養素で、天気痛の改善におすすめの栄養素を紹介します。

人間の体に必要な栄養素は、いろいろあります。3大栄養素である、脂質、炭水化物、タンパク質はもちろんのこと、ビタミンやミネラルもそれぞれ大事な役割を担っています。栄養バランスが重要だと頭ではわかっていても、現実問題として栄養満点の食事を摂ることは大変です。

天気痛の症状に悩む人は、次に挙げる栄養素を意識して摂取してみてください。

ビタミンB_1

ビタミンB_1は、体のエネルギー代謝に欠かせないビタミンです。また、脳や神経の働きを正常にし、自律神経を整えるので、痛み予防にもなります。

お酒や甘いものは、ビタミンB_1の吸収率を下げてしまうので、お酒や甘いものを好んでよく摂取する人は、ビタミンB_1が不足する傾向にあります。ビタミンB_1が不足すると、疲れやすくなったりもします。

ビタミンB_1が豊富に含まれている食材は、豚肉、玄米、ピーナッツ、枝豆、うなぎなどがあります。また、ビタミンB_1は、ニンニク、玉ネギ、長ネギなどに含まれるアリシンが吸収を促進するので、豚の生姜焼きなど、ビタミンB_1が豊富な食材とニンニクや生姜などを組み合わせるのもおすすめです。

また、ビタミンは「補酵素」といい、タンパク質や脂肪などの働きを助ける役割があるので、タンパク質や炭水化物をしっかり摂った上でビタミンを摂ることが重要です。野菜だけを食べるのではなく、魚や肉などのタンパク質や、白米などの炭水化物も適度に取り入れましょう。

鉄分

鉄分は、貧血予防に欠かせない栄養素です。また、貧血があると冷え性になり、天気の影響を受けやすいこともわかっています。特に女性は性周期で鉄分が不足しがちになりますので、積極的に鉄分を摂るようにしましょう。

鉄分を多く含む食材には、レバー、ホウレン草、小松菜、プルーン、なつめ、鰹の血合い、あさり、しじみ、干しひじきなどがあります。また、ビタミンCは鉄分の吸収を助けます。ブロッコリー、イチゴ、ミカンなどと一緒に食べるといいでしょう。

亜鉛・マグネシウム

亜鉛やマグネシウムといったミネラルは、「体の調子を整える」と学校で習った人も多いと思いますが、まさに、自律神経を整えるのに大切な栄養素。めまいを起こしにくくします。また、亜鉛もマグネシウムも心を平穏にし、ストレスを軽減してくれます。

亜鉛を多く含む食材は、牡蠣、煮干し、たらこ、コンビーフ、するめ、肉類、海苔、ゴマ、などです。マグネシウムは、豆腐、油揚げ、干しえび、ごま、青のりなどです。

また、ピーナッツ、アーモンド、カシューナッツ、きな粉は、亜鉛とマグネシウムの両方が豊富に含まれています。

サプリメントをうまく活用する

バランスのよい食事をつくる余裕がない人は、サプリを利用するのも手です。忙しくしていると、手軽に食べられるパスタやラーメンなどで済ませるという人も多くいますが、これではバランスが偏りがちです。

私も亜鉛や鉄分などのサプリを飲んでいます。もちろん食事から摂れれば、それに越したことはありませんが、サプリはピンポイントで不足しがちな栄養素を効率よく摂ることができるので、上手に利用してもよいでしょう。

また、ダイエットでよく目にする「〇〇抜き」などの極端な方法には注意してください。特にローカーボダイエットは、体からどんどん熱が逃げていきます。

なかなか最初から栄養満点の食事は難しいですが、例えばコンビニなら「たらこのおにぎりにホウレン草のおひたし」、おやつを食べるときは「ナッツ」、居酒屋のつまみは「枝豆や鶏レバーの焼鳥」など、できることから始めてみるとよいでしょう。

天気痛に効果的な
ビタミンとミネラル

ビタミンB_1

エネルギー代謝を高める栄養素。脳や神経の働きを正常にし、自律神経を整える。

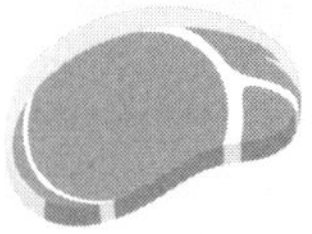

ビタミンB_1を含む食べ物

豚肉、玄米、ピーナッツ、枝豆、うなぎ

鉄分

貧血予防に欠かせない栄養素。天気の影響を受けやすい冷え性も改善できる。

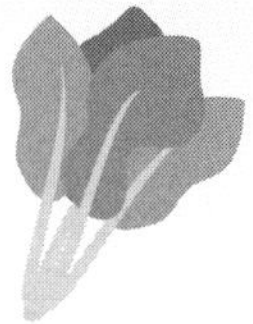

鉄分を含む食べ物

レバー、ホウレン草、小松菜、プルーン、なつめ、鰹の血合い、あさり、しじみ、干しひじき

亜鉛・マグネシウム

自律神経を整える栄養素。めまいやストレスにも効果的。

亜鉛を含む食べ物

牡蠣、煮干し、たらこ、するめ、肉類、海苔、ゴマ

マグネシウムを含む食べ物

豆腐、油揚げ、干しえび、ゴマ、青のり

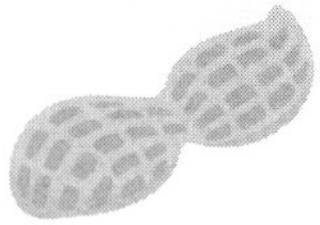

亜鉛、マグネシウム両方を含む食べ物

ピーナッツ、アーモンド、カシューナッツ、きな粉

> 自炊をする時間がない人は、サプリメントの活用も◎

塩分、糖分の摂りすぎはむくみにつながるので控える

積極的に摂りたい食材とは反対に、できるだけ控えたいものもあります。それは、塩分と糖分です。

天気痛は、1年を通じて症状が出ますが、特にやっかいなのが梅雨の時期です。梅雨時は気温差が激しく、自律神経が影響を受けやすいからです。また、湿気が多いため、汗をかいてもなかなか蒸発せずに、皮膚のまわりにずっとまとわりついています。そのため次の汗が出にくくなり、体内に水分が溜まりやすくなります。

当然、水分が溜まると、体のあちこちがむくんできます。むくんでくると、気圧センサーがある内耳のリンパ液の流れも滞り、頭痛やめまいを悪化させる原因になります。このむくみを悪化させるのが、塩分と糖分の摂りすぎです。

なぜ、摂りすぎるとむくみにつながるのでしょうか。

私たちの体の60％は水分で成り立っており、体液の塩分濃度は0・9％に保たれています。塩分を摂りすぎると体内の塩分濃度が上がり、体内では塩分濃度を一定にしようという力が働きますので、水分を溜めこみ、塩分濃度を低くしようとします。これがむくみの原因です。

糖分も同様に、摂りすぎると塩分濃度のバランスが崩れるので、必要以上の水分を溜めこんでしまいます。

ですから、日頃から塩分や糖分を控えるとともに、利尿作用の大きい食品を摂り、余分な水分を排出することをおすすめします。

利尿作用が大きい食材は、キュウリやスイカ、メロン、トウモロコシといった夏野菜です。他にも、白菜、アボカド、パセリ、キノコ、ニンニク、唐辛子、大豆、黒豆、小豆、切り干し大根、ゴボウといった食材が有効です。また、バナナ、キウイフルーツ、ホウレン草などに含まれるカリウムは、塩分を排出するのに役立ちます。

梅雨時期などは、特に積極的に食べるようにしてください。

体を冷やす・温める野菜の摂り方

私たちの体は、夏の暑い時期には体から放熱をするために、体の先端、つまり末端の血管を拡張して、体の中にある熱を効率よく外に逃がしています。一方で、冬の寒い時期は、末端の血管を収縮させて、体の中に溜めた熱を逃がさないようにしています。

この働きをコントロールしているのが自律神経です。しかし、自律神経が乱れているとこの機能がうまく働かず、体温調整ができないため、夏は暑がりになり、冬は寒がりになってしまうのです。

体の熱の調整がうまくできない場合、食べ物の力で機能をサポートすることができます。夏は体を冷やしやすいような食べ物、冬は体の熱が逃げないようにする食べ物を選んでください。基本的には、「旬の食材」を選ぶとよいでしょう。

夏であれば、キュウリやスイカなど、水分を多く含んだ野菜や果物です。これらは、体の中の余分な熱を逃がす効果があります。

冬は、根菜などの地面の中で育つ野菜がおすすめです。ネギ、大根、生姜、ニンニクなども、熱が逃げないようにする食材です。

また、食べ方によっても効果が変わります。生野菜は体を冷やす効果があるので、夏はサラダなどにして積極的に食べ、冬は温野菜や鍋料理のように加熱してから食べるとよいでしょう。

ただし、夏でも、1日中冷房の効いた部屋にいて、体が冷えやすくなっている人もいるでしょう。その場合は体を温める食事の摂り方をしてください。また、冷たい飲み物は体を冷やす効果があるので、冷え性の人は、氷入りの冷たい飲み物ではなく、できれば常温の飲み物にしましょう。

タンパク質を摂って筋肉をつける

自律神経を整えるには運動が必要だとお伝えしましたが、その運動を継続して行うためにも、筋肉がとても大切になってきます。

筋肉のもととなるのが、肉、魚、卵、大豆、乳製品などに多く含まれるタンパク質です。タンパク質をしっかり摂っていなければ、いくら筋トレをしても筋肉はつきません。

タンパク質は摂取した後にアミノ酸に分解され、再び筋肉のもととなる細胞でタンパク質を合成します。アミノ酸は全部で20種類ありますが、体の中で合成できるものと、食事によって摂らないといけないものに分かれ、後者を必須アミノ酸といいます。

必須アミノ酸のうちの1つであるトリプトファンは、セロトニンという物質のもとになり、セロトニンは、睡眠ホルモンであるメラトニンの材料になります。このように、必須アミノ酸は、日々の交感神経と副交感神経の切り替えをするためにも必要なものです。

タンパク質は、特に朝食で摂ることが重要だといわれています。目玉焼きやオムレツ、納豆、ヨーグルトなどで、積極的にタンパク質を摂るようにしましょう。

夜にタンパク質を摂ると、寝ている間に消化をするため胃に負担がかかり、睡眠の質が下がります。もし夜にタンパク質を摂る場合は、寝る3時間前までに摂るとよいでしょう。

また、タンパク質を摂取するときには、肉や魚類といった動物性タンパク質だけでなく、大豆などの植物性タンパク質もバランスよく摂るようにしましょう。

タンパク質補給のために、プロテインドリンクを飲んでいる人もいるかもしれません。プロテインには、筋肉増強や疲労回復、脂肪燃焼など、さまざまな種類があります。天気痛の人は体の熱をつくり出すために筋肉増強のものを選ぶとよいでしょう。

10

症状を効果的に抑える服薬の仕方

自分の症状に合った薬を見つける

私は、天気痛には漢方薬治療が有効だと考えていて、臨床でもほとんどの場合、西洋薬（抗めまい薬や頭痛予防薬、鎮痛薬など）とともに漢方薬を処方しています。西洋の薬である鎮痛薬単独だと、どうしても使用量が多くなりがちなので、鎮痛剤以外の薬で頭痛や肩こりなどの発症を予防したり、痛みそのものを抑えたりすることを目的としています。

実際に、漢方薬を服用してもらうと、「頭痛が軽くなった」「肩こりが少なくなった」「天気の影響を受けにくくなった気がする」と言う患者さんは多いので、その効果の高さを実感しています。

ただ、漢方薬には多くの種類があり、その人の「証《しょう》（体質・体力・抵抗力・症状の表れ方などの個人差を表すもの）」に合わせて処方する必要がありますし、人それぞれアレルギーや他の薬との飲み合わせもありますので、漢方処方に慣れたドクターに処方してもらうか、薬剤師に相談してから購入してください。特に持病がある場合は、主治医に相談して服用してください。

とはいえ、「どう相談したらよいか……」と悩まれる人も多いと思いますので、症状タイプ別におすすめの服薬方法を紹介します。

まずは自分がどのタイプなのかを見ていきます。次のページのチェックリストの中から、当てはまる項目にチェックして、A～Dのうちもっともチェックの多いタイプの解説を参考にしてもらえるとよいと思います。

「AもBもチェックの数が同じ」という人や、すべての項目に当てはまる人もいるかもしれません。その場合は、自分がどのタイプの傾向がより強いのか、という視点で見てみてください。複数の性質を併せ持っている方もいますので、あくまで傾向を知ることが重要です。

服薬フローチャート

以下のA～Dそれぞれについて、当てはまる項目にチェックをして自分の傾向を把握しましょう。

A

- □ 手足が冷たい
- □ 気温が下がると肩こりや関節痛を感じる
- □ 冷房にあたると手足が冷える、体がだるくなる
- □ 下痢をしがちだ
- □ 足がむくんで、午後になると重だるくなる
- □ 夕方になると靴が入りにくい

B

- □ 飛行機や新幹線に乗ると、耳が痛くなったり、めまいがする
- □ エレベーターに乗ると、耳が痛くなったり、めまいがする
- □ 台風や低気圧が通過するときに、耳が詰まった感じがする
- □ 乗り物酔いをしやすい
- □ 耳抜きが苦手だ
- □ 車でトンネルの多い高速道路を走ると頭痛やめまいがする

C

- □ 頭に熱がこもった感じになりやすい
- □ 汗をかきやすい
- □ 少し動いただけで疲れを感じる
- □ 入浴などでのぼせやすい
- □ 高血圧である
- □ 起き抜けに頭痛を感じることが多い

D

- □ ストレスが多いと感じている
- □ よく眠れないことがある
- □ ときにイライラする
- □ 疲れやすい
- □ 心配事が多い
- □ 几帳面で真面目な性格である

A	B	C	D

A 冷えむくみタイプ

服薬のコツ 抗めまい薬＋五苓散《ごれいさん》、呉茱萸湯《ごしゅゆとう》、半夏白朮天麻湯《はんげびゃくじゅつてんまとう》、当帰四逆加呉茱萸生姜湯《とうきしぎゃくかごしゅゆしょうきょうとう》、桂枝人参湯《けいしにんじんとう》など

このタイプの方は、むくみ取りと体を温めることが最優先です。

五苓散、呉茱萸湯、半夏白朮天麻湯は体内の水分の巡りを整える漢方です。特に半夏白朮天麻湯は冷え性で体力がなく、胃腸の弱い方に向いています。当帰四逆加呉茱萸生姜湯、桂枝人参湯は血行をよくして体を温める作用があります。しもやけや血行不良による頭痛、下腹部痛、腰痛に効果があります。

B 気圧過敏タイプ

服薬のコツ 抗めまい薬＋五苓散、柴苓湯《さいれいとう》、呉茱萸湯など

「低気圧で不調を感じる理由は耳の内耳にある」とご説明しましたが、このタイプの方は特に気圧変化に敏感です。

五苓散は内耳のむくみを改善し、めまいなどの症状を軽減する効果が期待できます。柴苓湯も無駄な水分を取り除く作用がありますが、五苓散と小柴胡湯の成分を併せたものなので、炎症を抑える作用もあります。

C 暑がりタイプ

服薬のコツ 抗めまい薬＋釣藤散《ちょうとうさん》、桃核承気湯《とうかくじょうきとう》、
防已黄耆湯《ぼういおうぎとう》など

自律神経の不調は冷え性となって表れることが多いですが、気温が上がってくると途端に体調が崩れる人も少なくありません。そのような人の中でも高血圧とのぼせの症状がある場合には、釣藤散がよく効く場合があります。また、体力が充実していて、のぼせ傾向が強い人の腰痛や、古傷の痛みが天気の影響を受けている場合も、試してみる価値があります。

汗かきで特に下肢がむくみやすい、いわゆる水太りが原因で頭痛や関節痛が悪化する人には、防已黄耆湯が選択されます。

D うつ気分タイプ

服薬のコツ 抗めまい薬＋抑肝散《よくかんさん》、補中益気湯《ほちゅうえっきとう》、
四逆散《しぎゃくさん》など

気圧が下がると、眠れなくなったり夜中に頭痛で目が覚めてしまったりする人は、抑肝散を服用すると気分が落ち着いてよく眠れるようになりますので、試してみるとよいかもしれません。

慢性的に胃腸が弱く、元気がなく、疲れると頭痛だけでなく倦怠感が強くなって気分が落ち込みやすい人には、補中益気湯が効果を表す場合があります。また、四逆散は交感神経の過緊張による自律神経の不調によく効きます。天気が崩れると、過敏性腸症候群のように下痢を繰り返したり、動悸、蕁麻疹などが併存する場合には、よく用いられます。

前のページで紹介したように、西洋薬と漢方薬を組み合わせて服用する相乗効果で症状が楽になり、結果的に薬の量を減らすことができる場合が多くあります。今回は抗めまい薬と漢方薬の組み合わせの一例をご紹介しましたが、頭痛予防薬や鎮痛薬なども組み合わせの中に入れて効果があった患者さんもいます。

薬は飲みすぎると毒となってしまうケースもありますが、うまく使うことができればこれほど心強いものはありません。自分に合った服薬で不調の改善をはかりましょう。

代表的な漢方薬を知る

漢方薬には生薬《しょうやく》（自分で煎じて飲む薬）のほか、エキスを顆粒状にしたものがあります。手間もかからず飲みやすいため、利用しやすくなっています。

漢方薬は、水で飲むよりもお湯で溶かして温めて飲んだほうが効率よく体に吸収されます。食前や寝る前に飲むとよいでしょう。特に、次の日に気圧変動が大きくなる場合には、前の晩に漢方薬を飲んで寝ることで、翌朝の頭痛やめまいが抑えられます。

先ほどの服薬チャートでもいくつか漢方薬を紹介していますが、ここからはより具体的に、それぞれの漢方薬にどのような効果があるのか、説明します。

五苓散《ごれいさん》

体の中の水の流れをよくして、むくみを改善する漢方薬です。水が溜まっている部分からは、余分な水分を排出し、不足しているところには水を運ぶ作用があります。そのため、飲んだあとはトイレが近くなる人もいます。

天気痛の症状が出る人は、内耳がむくんでいる人が多いので、内耳のむくみが改善されると、頭痛やめまいといった症状が抑えられることがあります。

五苓散は、基本の5つの生薬でできているため比較的安全で、値段も手頃なので漢方の中では入手しやすいものです。

半夏白朮天麻湯《はんげびゃくじゅつてんまとう》・柴苓湯《さいれいとう》

この2つも、余分な水分を取り、めまいやふらつきなどを抑えます。半夏白朮天麻湯は、手足が冷えて胃腸の弱い人にも向いています。柴苓湯はむくみを伴う関節痛や、三叉《さんさ》神経痛が天気の影響を受けるときに効果が期待できます。

苓《りょう》桂《けい》朮《じゅつ》甘《かん》湯《とう》

水の代謝をよくし、自律神経を整え、めまいなどの症状を改善します。立ちくらみや、ふらふらするといった人におすすめです。また、動悸、耳鳴り、頭痛を抑える効果もあります。

真《しん》武《ぶ》湯《とう》

冷えによる下痢や腹痛を抑えます。慢性的な冷え性の人にもおすすめです。水の巡りをよくするので、むくみなども解消できます。

抑《よく》肝《かん》散《さん》

セロトニンを増やす効果があり、イライラや気持ちの高ぶりを抑えてくれます。他にも鎮静作用や、筋肉の緊張を緩める作用があります。

リラックス効果があるので、天気が崩れる前夜に目が冴えたり、不安感などで眠れない人にもおすすめです。睡眠薬などは、作用が強く出ると起きたときに体がふらつく人もいますので、この抑肝散を試してみるといいでしょう。

当《とう》帰《き》四《し》逆《ぎゃく》加《か》呉《ご》茱《しゅ》萸《ゆ》生姜《しょうきょう》湯《とう》

体力が落ちている人や、冷え性の改善に役立ちます。「四逆」というのは、四肢の末端から冷えがくることです。末端の血流をよくするので、手先が冷たい人、しもやけができやすい人、冷えがからむと思われる痛みがある人にもおすすめです。桂皮、生姜、芍薬など、体を温めたり、冷え性の改善に効く生薬が入っています。

「抗めまい薬」が内耳の血行を改善する

服薬フローチャートでは、A〜Dのどのタイプにも「抗めまい薬」をおすすめしています。なぜなら、抗めまい薬には前庭神経の興奮を抑え、内耳の血行を改善する作用があるからです。

先述しているように、天気痛の諸症状は内耳に関係しているため、内耳にアプローチできるこの薬の作用で、めまい以外の症状も軽減したという声も少なくありません。

私は、天気痛に抗めまい薬がいいのではないかと考え、学会や学術誌で発表してきました。それを受けて頭痛専門医の先生が、自身のクリニックを受診する天気変化で片頭痛の発作が出る患者さんに抗めまい薬を事前に服用してもらい、その効果を調査してくださいました。すると、抗めまい薬を飲むだけで頭痛が軽減した例が72％、頭痛薬を飲む回数が減った例が86％にのぼることがわかりました。

抗めまい薬を適切に飲むことで、頭痛薬を少しずつ減らしていくことができますので、ぜひ試してみてください。

可能ならば、天気痛の治療を実践している医師を受診し、処方してもらうのが一番よいですが、その数は少なく、受診が難しい場合も多いかと思います。

市販薬を利用することもできますが、抗めまい薬は一般的にはドラッグストアなどにはあまり置いていません。ドラッグストアで薬を選ぶ場合は、**抗めまい薬と同じような効果がある「酔い止めの薬」**を買うとよいでしょう。

いわゆる乗り物酔いの薬は、精神安定剤や、むかつき防止、吐き気止めといった症状を抑える成分が多く、内耳に直接効果があるものが少ない場合もあります。

天気痛の人の場合は、薬剤師に相談しながら、内耳の敏感さを抑制するような有効成分や、内耳の血液循環をよくする成分が入っているものを選びましょう。

痛み止めは「痛みの初期段階」に飲む

頭痛がひどく、あまり仕事にならないとき、痛み止めを服用している人もいるでしょう。

もちろん、痛みは体のためになるわけではないので、痛いときには痛み止めを飲んでもかまいません。しかし、できるだけ痛みを予防するように漢方やめまい薬を飲んだり、生活習慣改善で予防しましょう。

たとえ市販薬でも、飲みすぎてしまうと「薬剤の使用過多による頭痛」を引き起こしてしまうこともあります。頭痛を抑えるための薬が頭痛の原因になってしまうわけです。

痛み止めには、効果が感じやすくなるタイミングあります。

それは**「痛くなりそう」という初期の段階**です。痛みが出始めると、神経が敏感になって脳に「痛い」と信号が送られるので、最初の痛みを感じたその時に痛み止めを飲むことで、その信号を抑え、結果的に服用の頻度を減らすことができるのです。

あなたは痛み止めをよく利用していますか？

この2カ月間で何錠飲みましたか？

この質問に対して、明確に答えられないのであれば、今すぐ薬日記をつけるようにしましょう。自分がどんなタイミングで何錠飲んだのか、その後、痛みはどうなったか記録することで、だんだんと効果的な服薬のタイミングがわかってきます。

薬日記をつけた患者さんからは、「痛み止めが効くようになってきました」「痛みの時間が短くなりました」「強い痛みが出なくなってきました」という声が届きます。自分の状況が把握できるようになると、痛み止めの量も徐々に減っていくようです。

また、女性は性周期による痛みで苦しむ人も多いでしょう。症状が重いと、PMSから生理が終わるまで、月の半分は薬を常習的に飲むことになるような人もいます。生理にからむ頭痛がひどく毎月痛み止めを飲むような人に、おすすめの飲み方があります。それは「先制パンチ」です。頭痛が始まる生理予定日の2～3日前から生理が始まった日まで、朝晩3日程度飲む方法です。それによって、生理期間の痛みが軽くなる傾向があります。

もちろん、日頃から入浴やストレッチ、マッサージなどで体を温めることを意識してください。

また、痛み止めを減らしていきたいときは、先ほどご紹介した抗めまい薬のほか、五苓散のような漢方薬を飲むことも有効です。もちろん、持病がある方などは、主治医によく相談してから服用してください。

11

不安を溜めこまない人付き合いのコツ

自分の不調は客観的に伝える

天気が体調を変えてしまうことは少しずつ知られるようになってきましたが、やはりまだまだ周知されているとは言いがたい状況です。

まわりの理解がないために信じてもらえず、思い込みや、こじつけではないか、ひどい話になると、怠け者のレッテルを貼られて職場を辞めることになった人もいます。ひっきりなしに襲ってくる痛みや体調不良だけでもつらいのに、精神的に追い詰められることで、さらに苦しい思いをして、うつ病になることもあるのです。

このような悲しい結果にならないためには、どうすればよいのでしょうか。症状を理解してもらうためのコツを、医療機関と職場の2つに分けて説明します。

医師には症状記録をもとに相談

まずは、自分の症状を理解してくれる医療機関をみつけることが重要です。天気痛の代表的な症状は頭痛、肩こり、首こりですが、その人が持っている慢性痛に応じて症状はさまざまです。そのため、新しい診療科を選んで受診するよりも、**自分の持っている慢性痛を把握している「かかりつけ医」に相談する**ほうがよいでしょう。

ただし、天気痛はエビデンスがまだまだ少ない病気です。そのため、残念ながら医師の中にも天気痛に懐疑的な人もいますし、治療経験のある医師は多くありません。場合によっては、「天気が悪くなると体調が優れない」と相談しても、「気のせい」と言われてしまう可能性すらあります。

そのため、かかりつけ医に相談する際には、「1．自分の痛みパターンを予測する」で紹介した「天気痛レーダーチャート」などの症状記録をつけて、**客観的な事実を示しながら相談する**とよいでしょう。

なお、**漢方内科など漢方を扱うことに慣れている医療機関に受診する**という方法もあります。東洋医学にはもともと「天気と体調には関係がある」という考え方があり、昔から天気痛に該当する症状に使われていた薬もありますので、天気痛を理解してもらいやすいのです。

同じ悩みを抱える人は意外と多い

次に職場ではどのようにすればよいでしょうか。

先ほど述べたように、天気痛や気象病を持っている人は意外に多いので、ひとりで悩まずに、自分の体調が天気の影響を受けていることを、同僚に話してみてはいかがでしょうか。そうすると、「私もそうだよ」とか、「家族がそうかもしれない」という答えが返ってくるケースが少なくないと思います。

私の患者さんの中にも、職場の上司や同僚に勇気を出して話してみたら理解してくれて、仕事中に体調が悪くなりそうなときにすぐに薬を飲むことができるようになったので助かっていると言う人がいます。

勤務先に健康管理室があったり産業医がいたりするなら、早めに相談に行くのもおすすめです。その際にも、痛み日記や天気痛メモなどの症状記録をつけて、客観的な事実を示しながら相談するとよいでしょう。

また、38ページでも少し触れましたが、近年注目されている「プレゼンティズム」の観点からも、職場で相談する必要性は高いと言えます。「プレゼンティズム」とは、企業に出勤してはいるものの、健康面における問題によって、十分なパフォーマンスを示せない状態のことです。

典型例として花粉症を挙げることができます。花粉症の人は、症状があると仕事の生産性がどうしても低下します。もし花粉症の人が企業にとって重要な人材であった場合、あるいは花粉症の従業員が多い企業だと、企業全体の業績悪化につながってしまいます。

かつては、企業の業績に悪化を与える従業員の健康問題というと、健康上の理由で欠席が多い状態を指す「アブセンティズム」が一般的でした。病気がちで休んでばかりいるために、健康な人に比べて生産性が低く、企業の業績悪化の遠因になると考えられていたのです。

しかし近年は、体調が悪いことを隠して働き続け、結果的に仕事への支障度が高くなってしまうプレゼンティズムが企業に与える悪影響にも注目が集まるようになっています。

あなたが天気痛であるために、本来のパフォーマンスが発揮できないのは、企業にとっても大きなマイナスです。自分は気にしすぎなのではないか、気合いが足りないからではないかなど、誰にも相談せず市販の痛み止めばかりに頼るのはその場しのぎにすぎません。症状がさらに慢性化して、どうしようもならなくなって休職や離職してしまう前に、ぜひ行動を起こしてもらいたいと思います。

他人の不調の受け取り方

これまでお話ししてきたように、とても多くの人たちが天気の影響を受ける体調不良に悩んでいます。そして、やっかいなことに、その体調不良には波があります。天気は毎日変化しますし、同時に気圧、温度、湿度などの気象条件も刻々と変化するため、その影響を受けやすい人の体調もなかなか安定しないのです。昨日まで元気に仕事をこなしていたと思っていたら、天気が崩れることがきっかけで急に体調が悪くなり、仕事のパフォーマンスが落ちたり仕事を休んだりするということは少なくありません。

逆に、天気が回復すると元気いっぱいになって、それまでの遅れを取り戻そうとオーバーワークになったりします。いつも健康で、天気の影響を受けて体調が変化したことのない人にとっては、このようなことが本当に起こるものなのか、理解しがたいことだとは思います。

もちろん、人というものは痛みがひどくなったり、体調不良になったりする原因を自分なりに何かと関連づけることがあるので、単に天気に結びつけてしまっている場合もないとは言えません。

しかし、自分にはそんな経験がなくても、天気で体調が本当に変わってしまう人たちがいるということを、ぜひ理解してほしいと思います。もしあなたのまわりで、季節の変わり目にいつも体調を崩す人や、雨が降る前日になると頭が痛そうな素振りをしたり、首や肩をしきりに触ったり揉んだりするような人がいたら、天気の変化が苦手なのではないかと気をつけて見てあげてください。

また、自分では繰り返す体調不良の原因がわからずに悩んでしまっている人もいるので、そのような可能性があったら、日記をつけてみて、天気と体調の関係をチェックすることをぜひすすめてあげてください。そして、この本で紹介している天気痛の改善法を伝えていただければと思います。

場合によっては職場環境の見直しも必要かもしれません。私の外来に来られる患者さんの中には冷え性のため室内の気温に敏感な人がいます。このような方は、夏の冷房の風にあたったりすることが体調を崩してしまうきっかけになるので、デスクの位置、風向きなどを工夫していただくことをすすめています。

現在、多くの企業では「働き方改革」が進められています。また、政府は「健康経営」という企業経営のあり方について普及活動を行っています。健康経営とは、従業員の健康管理を経営的な視点で把握し、戦略的に取り組むことです。

天気痛や気象病によるプレゼンティズムが解消され、皆が心身ともに健康な状態で業務に就くようになれば、仕事に対する集中力が向上し、各部署の労働生産性の向上が期待できるでしょう。そうなれば業績もアップして、「健康経営を実現できている」ということで、企業のイメージアップにもつながります。

従業員のプレゼンティズムを解消していくには、企業側による健康増進に向けた啓発活動と、無理な働き方をさせないという心がけが重要といえます。

せっかくこの本を手に取ってもらえているのですから、天気などで体調が崩れるのはおかしい、怠けている、という考え方はここでぜひ捨ててください。

社内では「気のせいと言わない」を合言葉に、体調が悪い場合には我慢して出社せずに自宅で体を休め、回復してから気持ちよく働こうという価値観を組織内で共有することが健康経営への第一歩だと思います。

12

痛みに負けない心の持ち方

自分に合った方法でストレスを解消する

Ｐａｒｔ１でお話ししたとおり、天気の変化（特に気圧の変化）は体にとってストレス刺激なので、自律神経のバランスが交感神経優位に傾きます。お伝えしているとおり、ストレスを受けて交感神経が興奮すると、慢性痛は悪化することがわかっています。

慢性痛には、生物的・心理的・社会的なストレス因子がすべて密接に関連しています。最初のうちは、前屈みの姿勢でデスクワークをしていると首の筋肉がちょっと張って痛む（生物学的因子）程度だったのに、仕事でミスをし（社会的因子）、ひどく落ち込み（心理的因子）、朝起き上がれないほどの頭痛が毎日出るようになってしまった（すなわち慢性痛の悪化）というような構図が出来上がってしまうのです。

このように、さまざまな因子が複雑に関連しているので、痛みの原因が首にあるからといって、そこだけの治療をしても、完治させることはできません。

しかも、痛みが長引くほど脳が過敏になって、少しの刺激でも痛みが強く表れるようになるのです。

そうして、痛みのことばかり考えていると、抑うつ気分が強くなり、仕事の効率が低下したり寝つきが悪くなったりして、社会的・心理的な問題はますますこじれ、さらに痛みは増幅されていき、もう「にっちもさっちもいかない」という状態になってしまうのです。

このような負のスパイラルに陥らないためには、ストレスに対して上手に対処できる方法を持つことが重要です。

その方法のひとつは、少々のストレスがきてもバランスが乱れないように自律神経を鍛えること。ここまで紹介してきたコツを実践することで、鍛えることができるでしょう。

もうひとつは社会的・心理的因子に対応できるマインドを持つことです。74ページで紹介した回避行動パターンと似ていますが、自分にあったストレス発散を意識的に行うことで、慢性痛を悪化させないことが可能になってきます。

ぜひこの機会に、「自分がやっていて気持ちいいと感じること、気持ちが楽になることは何だろうか？」と考えてみてください。

思いついたものから書き出してみるのもよいでしょう。どんなことでもかまいません。ストレス発散方法はたくさん持っていれば持っているほど有利になります。発散方法の引き出しが多ければ多いほど、その時々に合わせてやりやすい内容を選択できるからです。

ビジネスパーソン向けに私がおすすめするストレス発散法は次の６つです。

●仕事中にこまめにストレッチをする
●睡眠時間を確保して、とにかくぐっすりと眠る
●太陽の下で体を動かす
●声を出して笑う

●趣味に没頭して日常を忘れる
●デスクまわりを掃除する

その他にも、深呼吸をする、紙をビリビリに破るなど、簡単にできる方法も引き出しに加えておくとよいでしょう。

私は患者さんに、血行改善と自律神経のバランスを調整する効果が期待できることから、軽い運動をすすめています。とはいえ、運動が苦手な人は、好きな映画や小説に触れるとかゲームなどをする、さらに音楽を聴いたり演奏したりするでもいいですし、たまには行楽や旅行に出かけるなどもいいでしょう。

ぜひ自分に合った方法でストレスを発散していってください。

改善度チェックを活用し、「できない事」よりも「できる事」に目を向ける

私は天気痛のように、治療が難しい慢性の痛みの患者さんを、これまでたくさん診てきています。

全国から患者さんがいらっしゃいますが、初診時に「今までに痛みを抑える薬をずっと飲んできたけれど、痛みがまったくなくならない」と訴える人は少なくありません。

症状はそれぞれですが、ひとつ共通して言えることは、本人が痛みにだけ注目していて、「痛みがなくならないと何もできない」とか、「何もできない自分には価値がない」という考えに支配されている場合が多いということです。

「この先どうなってしまうのだろう?」とか、「私はまわりの人たちに迷惑をかけているのではないか?」という不安が生まれるのは、いってみれば常識的な感情です。

しかしながら、こういった考えにばかりとらわれていると、いろいろな薬や理学療法による治療を進めていっても、なかなかよくなりません。

一方で、患者さん自身が、自分の「痛み」や体調不良に正しく向き合うことができるようになった途端、目に見えて痛みが軽減していくケースも多く経験してきました。

これまでの医療では「痛みを取り除く」ことに重点を置いてきました。もちろん、痛みを取り除くことはとても大切なことです。しかし、慢性痛のようになかなか取り除くことが難しい痛みは、それを取り除こうとすればするほど、「痛み」にとらわれ、活動性が減ってしまい、QOL(生活の質)が下がってしまうケースが多くあります。

このような状況に対して、慢性痛の治療法でも強く推奨されているのが「ACT(アクト)」と呼ばれる対策法です。

ACTは、アクセプタンス&コミットメント・セラピーの略で、「痛みを取り除く」ことよりも、「痛みとの付き合い方のコツ」を身につけることと、「イキイキした生活を送ること」を第一に考えることを目指します。そうすることで、結果的に「痛み」の感じ方にもよい変化をもたらす可能性があるのです。

「改善度チェック」をして自分を褒める

ここまでお読みいただいた皆さんには、天気痛がどのような性質を持つのか、自分の痛みの傾向、ストレスへの対処法などについて知っていただけたと思います。

本の最後となるこの項目では、自分で自分を褒める機会を意識的につくることの大切さをお伝えしたいと思います。

そこで、紹介したいツールが、「改善度チェック」です。

次のページに「改善度チェックリスト」があります。まずは今の状態をチェックしてみましょう。

改善度チェックリスト

	日付を入れてチェックしよう		
	/	/	/
痛みの程度が軽くなった	□	□	□
痛みや不調を感じる日数が減った	□	□	□
生活や仕事への影響度が低いと感じる	□	□	□
起床時間のズレが±1時間以内である	□	□	□
就寝時間のズレが±1時間以内である	□	□	□
薬の服用回数が減った	□	□	□
朝食が摂れている	□	□	□
昼食が摂れている	□	□	□
夕食が摂れている	□	□	□
ゆったりと入浴ができている	□	□	□
通勤を含め、歩く時間を確保している	□	□	□
ランニングやジムなど、少し強度の強い運動をする機会がある	□	□	□
天気の変化を恨めしく思わない	□	□	□
仕事が充実していると感じる	□	□	□
プライベートが充実していると感じる	□	□	□
ストレス解消法を20個以上もっている	□	□	□
自分のストレス解消法を実践できた	□	□	□
趣味など、楽しいと感じることがある	□	□	□

1カ月ごとに確認して、改善度合いを確認しよう

項目に当てはまる、すなわちチェックの数が多いほど改善していることを表していますので、1カ月を目安に繰り返し行ってみてください。

これまでも何度かこの本でもお伝えしてきていますが、皆さんには、**「痛みや不調があっても、できたことを大事に思う」**ようになってもらいたいのです。

社会の一員として毎日働くことは、それだけで素晴らしいことです。

天気の変化に体調が左右され、実力が存分に発揮できていないと感じたり、実際にミスをしてしまったりすることで、自信を失いがちになってしまうことは、もったいのないことです。

「改善度チェック」をひとつの目安として、快方に向かっている自分を意識的に褒めてあげましょう。そうすることで、自分の力ではどうすることもできない「天気の変化」というものを不思議と素直に受け入れることができるようになるのです。

まずはこの本を手に取り、ここまで読み切った自分を大いに褒めてあげてください。そして、ここからが始まりです。今日を境に、「天気痛」とうまく付き合っていく「ニューノーマル」な自分を構築していきましょう。

購入特典

天気痛レーダーチャート

62ページで紹介した「天気痛レーダーチャート」(PDF)を下記のQRコードからダウンロードできます。
まずは1ヵ月間、自分の症状を記録してみてください。

【DLサイト】
https://d21.co.jp/special/teikiatsu/
ログインID → discover2747
ログインPW → teikiatsu

おわりに

本書をここまで読んでいただいた皆さんには、「天気痛」や「低気圧不調」と呼ばれるものの正体を理解していただけたのではないかと思います。

得体の知れない不調だと感じていたときと比べて、少しは気持ちが楽になったのではないでしょうか。そして、半ば諦めていたものに対策があることがわかって、希望を感じていただけたのではないでしょうか。

私は今まで天気痛・気象病の治療を通してたくさんの患者さんと接してきました。あらゆる世代・年齢層の方々が外来を受診されていますが、最近になって、働き盛りのビジネスパーソンの方々への影響が大きいと感じるようになってきました。

診療の中でも天気変化で体調が左右され、仕事で本来の実力が発揮できないと悩んでいる方の多さを感じていましたし、そうした方々は受診したときにはすでに重症化している傾向が強く、我慢して働き続けた結果会社を休んだり、退職に追い込まれてしまったりしている例も多く見られ、社会へ与える影響が大きいことが私にとっても歯痒さを感じるところでした。

体調が優れないときには無理せず休暇をとり、万全な状態になってからまた仕事に勤しむ。そのかたちを望む方もいれば、多少体調が優れなくてもなんとか対処して、常に仕事に全力で取り組みたいと願う方もいらっしゃると思います。本書には、そのような希望を持っている方にも自ら取り組んでいただけるよう、効率よく不調に対処するための工夫がたくさん詰め込まれています。

まずは、それぞれの対処法に大幅に時間がかからないことを意識しました。通勤中やデスクワーク中に手軽に行える運動や、すぐに実践できる不調回避行動パターンなど、対処法を具体化することで実践までの時間を短縮しました。また対処法一つひとつも、実に短い時間で行うことができるものばかりです。

2つめはパーソナライズできるようにしたこと。これまで私が紹介してきた「天気痛日記」は、記録を残し天気痛の疑いがあれば医師に相談するためのツールとしておすすめしていましたが、本書で新たに作成した「天気痛レーダーチャート」では、生活習慣と症状、天気や気圧の変化を一元管理でき、自身での振り返りも容易になりました。

自分自身で不調の特徴や傾向を掴むことができれば、効果的なタイミングで対策を打てるので、改善に大きく近づきます。できる限りご自身の症状に合った服薬をしていただけるよう、長年の臨床経験からフローチャートも考案しました。

3つめは不調との付き合い方をお伝えしたこと。日々仕事に追われる毎日を過ごしているビジネスパーソンの皆さんは、なかなかご自身の体調と向き合う時間をとることが難しいと思います。他人の不調となれば尚のことでしょう。とは言え、超高齢社会である現代日本では、健康に働くという問題は社会全体で取り組まねばならないところまで来ています。

そのために一人ひとりができることとは、「自分の不調を認めて不調の正体を正しく理解すること」と、「他人に理解してもらうための準備をして行動を起こすこと」です。そして「社内、あるいは社会全体で他人の不調は受け入れよう、という考えを浸透させる」ことです。

自律神経の乱れが原因となるこの不調は、受け入れ方次第でよくも悪くもなります。不調にうまく対処し、健康で働く（働いてもらう）ことができれば、不調で悩んでいた方にとっても会社にとってもwin-winになるはずです。ぜひ不調を受け入れる器を少しずつでも大きくしていきましょう。

冒頭でもお伝えしたとおり、残念ながら天気を含む環境の変化は、今後ますます厳しさを増し、人間の力では抑えることができません。しかし、健康に働き続けたいと願う皆さんにとって、本書でお伝えした12の習慣が心強い武器となり、ご自身の能力を最大限発揮して毎日の仕事に取り組んでいただけることを切に願っています。

2021年6月　佐藤純

ビジネスパーソンのための
低気圧不調に打ち勝つ12の習慣

発行日 2021年6月25日 第1刷

Author 佐藤 純
Book Designer 西垂水敦・松山千尋(krran)
Infographics Designer 小林祐司

Publication 株式会社ディスカヴァー・トゥエンティワン
〒102-0093 東京都千代田区平河町2-16-1 平河町森タワー11F
TEL 03-3237-8321(代表) 03-3237-8345(営業)
FAX 03-3237-8323
https://d21.co.jp/

Publisher 谷口奈緒美
Editor 大山聡子 安永姫菜
[編集協力:長谷川華 戸田南帆]

Store Sales Company 梅本翔太 飯田智樹 古矢薫 佐藤昌幸 青木翔平 青木涼馬 小木曽礼丈 越智佳南子 小山怜那 川本寛子 佐竹祐哉 佐藤淳基 副島杏南 竹内大貴 津野主揮 直林実咲 中西花 野村美空 廣内悠理 高原未来子 井澤徳子 藤井かおり 藤井多穂子 町田加奈子

Online Sales Company 三輪真也 榊原僚 磯部隆 伊東佑真 大崎双葉 川島理 高橋雛乃 滝口景太郎 宮田有利子 八木眸 石橋佐知子

Product Company 大竹朝子 岡本典子 小関勝則 千葉正幸 原典宏 藤田浩芳 王廳 小田木もも 倉田華 佐々木玲奈 佐藤サラ圭 志摩麻衣 杉田彰子 辰巳佳衣 谷中卓 橋本莉奈 牧野類 三谷祐一 元木優子 山中麻吏 渡辺基志 安達正 小石亜季 伊藤香 葛目美枝子 鈴木洋子 畑野衣見

Business Solution Company 蛯原昇 安永智洋 志摩晃司 早水真吾 野﨑竜海 野中保奈美 野村美紀 羽地夕夏 林秀樹 三角真穂 南健一 松ノ下直輝 村尾純司

Ebook Company 松原史与志 中島俊平 越野志絵良 斎藤悠人 庄司知世 西川なつか 小田孝文 中澤泰宏 俵敬子

Corporate Design Group 大星多聞 堀部直人 村松伸哉 岡村浩明 井筒浩 井上竜之介 奥田千晶 田中亜紀 福永友紀 山田諭志 池田望 石光まゆ子 齋藤朋子 福田章平 丸山香織 宮崎陽子 岩城萌花 内堀瑞穂 大竹美和 巽菜香 田中真悠 田山礼真 常角洋 永尾祐人 平池輝 星明里 松川実夏 森脇隆登

Proofreader 文字工房燦光
DTP 株式会社RUHIA
Printing 共同印刷株式会社

ISBN978-4-7993-2747-0